毎日
100g
ダイエット!

内臓脂肪を減らす食べ方

減量外来／糖尿病外来医師
工藤孝文

日本実業出版社

はじめに

最近お腹が出てきた、太ってしまった、年齢のせいかな、代謝が落ちたのかな、という方も多いのではないでしょうか。

たしかに、加齢とともに代謝は落ちます。けれども「だから太る」「お腹が出る」わけではありません。**お腹が出る理由は単純で、多くの場合は内臓脂肪がついたから。**なぜ内臓脂肪がつくかというと、単純に食べすぎだからです。

もちろん、太ってもいいから食べたいという人もいます。けれど本書を手に取ってくださった方はやせたい人、もしくは、血糖値、コレステロール値、血圧などが高めで、健康のためにもやせなければと思っている人でしょう。

血糖値、コレステロール値、血圧などが高め、お腹が出る、これらは内臓脂肪太りの特徴です。

内臓脂肪は、「つきやすく落ちやすい」脂肪なので、食べ方をちょっと変えるとどんどん落ちていきます。この本では、1日に100グラム程度ずつ体重が落ちて内臓脂肪が減らせる、簡単なコツを紹介しています。

なぜなら、人はやせるためにそんなにたくさんのことはできないからです。

私は福岡県のみやま市で減量外来を開院しています。多いときで1日に300人の患者さんが来院され、これまでのべ10万人以上のダイエット指導をし、9割以上の患者さんは減量に成功しています。**私自身も、25キロのダイエットに成功した経験を持っています。**

自分でもダイエットをし、多くの患者さんを診ていて思うことは、やせるために努力することの難しさです。**努力してやせようとすると、続きません。**大切なのは、とにかく簡単で、がんばらないでできることを毎日すること。

本書で紹介する方法に、難しいルールや激しい運動はありません。がんばらなくて大丈夫な呼吸するようにやせられる方法です。ぜひ、試してください。皆さんが健康に、スマートに人生を楽しむ一助になれば幸いです。

“工藤式”で1カ月に 2. 5kgのダイエットに成功!

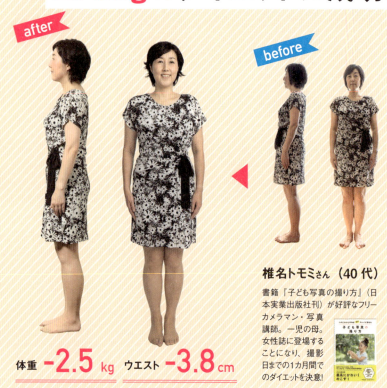

after

before

体重 -2.5 kg　ウエスト -3.8 cm

椎名トモミさん（40代）

書籍『子ども写真の撮り方』（日本実業出版社刊）が好評なフリーカメラマン・写真講師。一児の母。女性誌に登場することになり、撮影日までの1カ月間でのダイエットを決意!

大好きなアイスもこんなに食べました!

好きを我慢しないことが、継続の秘訣!

6/10 Mon.
夜　ハーゲンダッツアイス

6/12 Wed.
夜　ハーゲンダッツ、サバ缶

6/13 Thu.
夜　アイス1個

6/16 Sun.
夜　ハーゲンダッツ、抹茶アイス

6/18 Tue.
夜　夜会食、その後アイス

「ストレス食い」をやめたらやせた！

出産後、授乳をやめて5年間で7キロ増量したという椎名さん。甘いものが大好きなことに加え、忙しかったりイライラしたりすると食べてストレス解消することが原因でした。

過去のダイエットも「食べられないストレス」で失敗しがちだったとか。若い頃は「運動」で体重を維持していましたが、現在は仕事と育児で運動の時間がとれず、164センチという身長を加味しても、やや太り気味に。今回は「雑誌の撮影前にやせる」という絶対失敗できない目標を持ち、工藤式ダイエットにチャレンジしました。

工藤先生のアドバイスに沿って「食前におからヨーグルトを食べる」「夕食時の糖質（ごはん）をカットする」「お腹がいっぱいになったら、残す」点に気をつけ、時には好きなアイスクリームやチョコレート（カカオ86％のもの）を食べながら、食事を我慢することなく、1カ月で2.5キロ減量。体脂肪率の変化から、2キロの脂肪が減ったようです。「無理のないダイエット方法なので今後もこの調子で減量できそうです」と笑顔の椎名さんでした。

体重変化

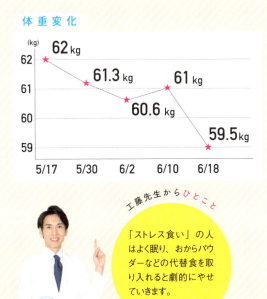

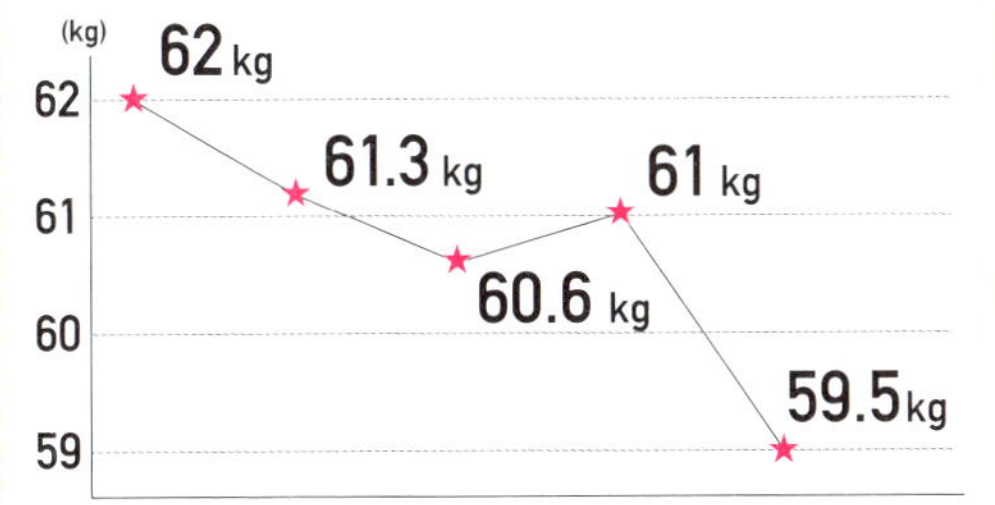

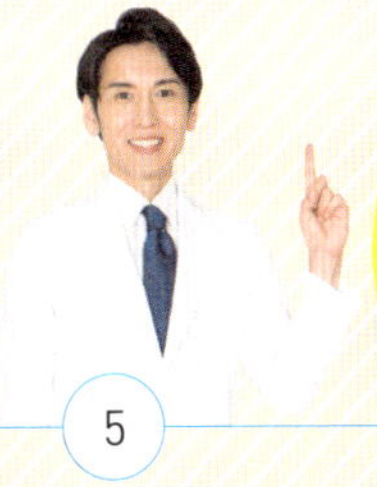

工藤先生からひとこと

「ストレス食い」の人はよく眠り、おからパウダーなどの代替食を取り入れると劇的にやせていきます。

“食べ方”を変えるだけで3週間で2キロ減!

after

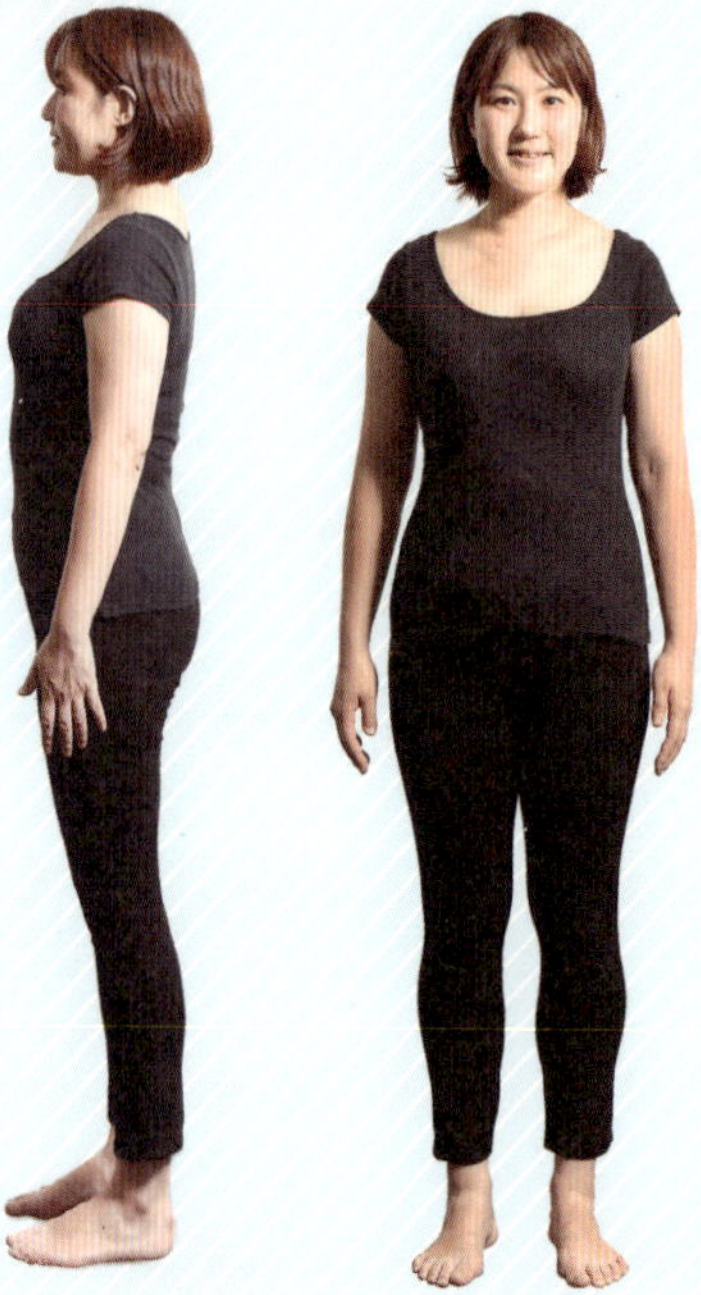

before

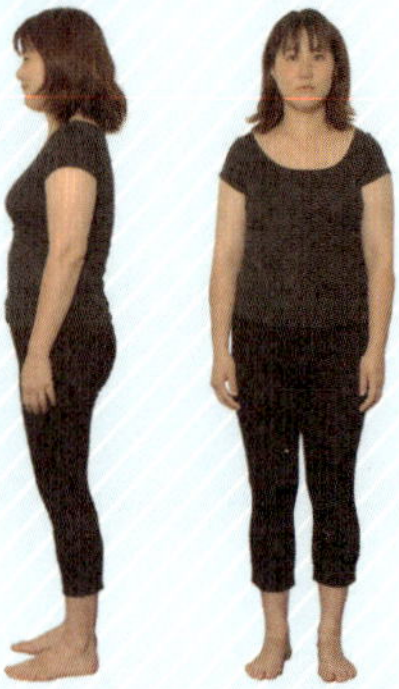

山田聖子さん（36歳）

2歳の子どもがいる会社員。お酒と甘いものが好きでつい食べてしまうのが悩み。過去最高体重を記録し、妊娠中に迫る勢いのためダイエットを決意。これまでにも「緑茶コーヒーダイエット」などを試し、そのときは効果が出るもののリバウンドしてしまう。

体重 -2kg　ウエスト -3.5cm

食べ方が変わりました！

before 6/4 Tue.（58.6kg）		after 6/26 Wed.（56.6kg）
朝 パン	→	**朝** 果物（イチゴやオレンジ）＋抹茶コーヒー
昼 コンビニ弁当	→	**昼** ご飯少なめの手作り弁当
夜 ご飯をお椀1杯＋おかず1品	→	**夜** おかず2品（主菜＋サラダ）ご飯は一口 0 お茶碗半分

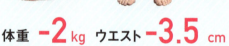

「リバウンド」に悩まされ続けてはやウン十年

「ダイエットが気になり始めたのは中学生の頃」と話す山田さん。思春期から太り始め、ジョギングやヨガ、朝バナナダイエットや脂肪燃焼スープダイエット、緑茶コーヒーダイエットなど、運動や単品ダイエットでやせようとしてきたそうです。

「ダイエットを始めると一定の効果は出るのですが、やせて満足するとまたすぐに太ってしまうんです」と、リバウンドする悩みを持っていました。

　そこで今回、リバウンドしない習慣づくりを目指して工藤式のダイエットに挑戦。まず、食行動質問票に答えたところ、工藤先生から「買い物の量、作る食事量、食卓に出る食事量をすべて減らすと簡単にやせられます」とアドバイスをもらい、早速チャレンジ。週末のまとめ買いをやめて、会社帰りにどうしても必要なものだけ買いにいくスタイルに変えました。作る量も「子どもが食べたがるかもしれないし」と3人分作っていたものをおとな2人分に変更。自分のおかずを子どもと分けるスタイルにして、残り物を出さない生活に。

　結果、食事改善を始めて3週間で2キロ減。順調に体重が減りました!

「ごはんが足りないとさみしいと思っていたのですが、なければないで大丈夫でした。つい間食したときも、お腹いっぱいになったら食べるのをやめると自分に言い聞かせることで、食べすぎを防げるようにもなりました。二重アゴとお腹まわりが改善して嬉しいです」とのことです。

工藤先生からひとこと

「食べすぎ」で太る人は買い物や作る量から思い切って減らすと効果的です。

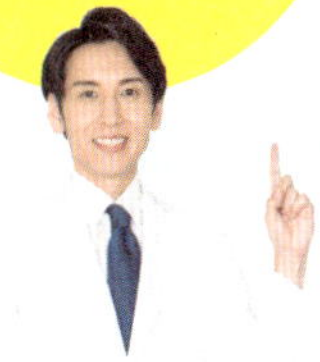

第1章

〝デブ〟と〝病気〟の主犯は内臓脂肪

contents

第2章

内臓脂肪を減らしてやせる最短の方法

第3章

工藤式「やせホルモン」のスイッチをオンにする「食べ方」の新常識

contents

第4章 内臓脂肪を減らして一生やせ体型をキープできる生活習慣

装丁・鈴木大輔・江﨑輝海（ソウルデザイン）
本文デザイン・DTP・関根康弘（T-Borne）
イラスト・まつおかたかこ
編集協力・アリドメモトコ

第1章

“デブ”と“病気”の主犯は内臓脂肪

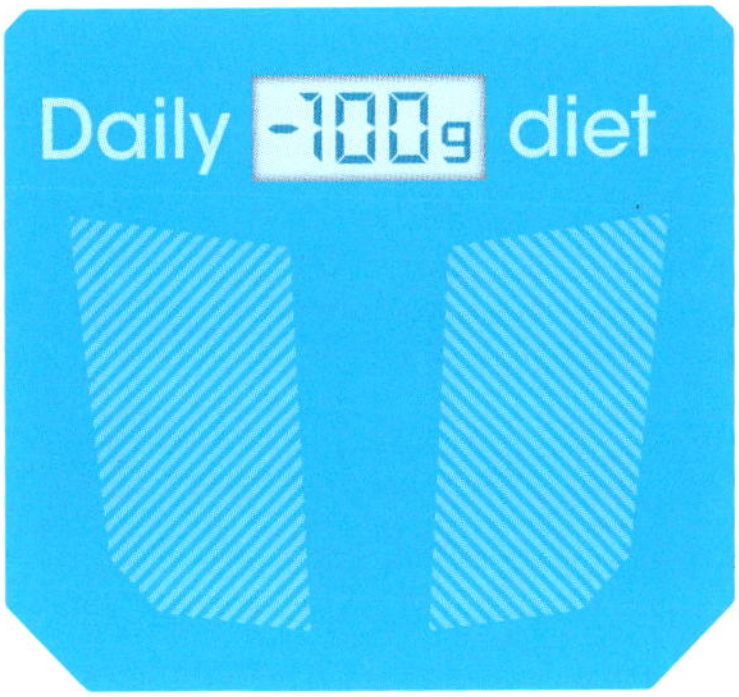

Daily -100g diet

「やせたいのに食べる」は異常事態

やせたいのに、食べたい。

ダイエッターはこの大いなる矛盾と日々戦っています。私も25キロのダイエットを成功させる前は、「やせたいけど食べたい」と食べ、「どうしてやせないんだろう」と悩んでいたのでよくわかります。

けれども、もしあなたが食欲をコントロールできずに悩んでいるなら、心か体のどちらか、もしくは両方に何か不調がある「異常事態」と言わざるを得ません。

その不調を解決しない限り、あなたはどんなダイエット法を使っても減量できないでしょう。

ダイエットは人体への（無謀な）挑戦

それにしても、なぜやせることは難しいのでしょうか。

よく言われることですが、原始時代から近代化するまで、人類の最大の敵は「飢餓」でした。数万年にわたる飢餓時代を生き抜く過程で、**私たち人間には、隙あらばエネルギーを貯め込もうという仕組みがプログラムされました。**

つまり、人体にとっては、**太ることが手放しに「良いこと」**なのです。

たとえば夜中の12時に食べるアイスクリームやラーメンは、すごくおいしいですよね。それは、体が効率よく脂肪を蓄えようとすることに快感を得ているからです。

一方、やせることは、人体にとっては不健康なこと、「悪いこと」です。生物学的には死に近づくことでもあります。現代の日本は飽食の時代になっていますが、私たちに組み込まれたプログラムは変わりません。

つまり**生まれ持った強固なプログラムに逆らうことが、ダイエット**なのです。

Daily -100g diet

「太っている」の中でも「内臓脂肪」太りが問題

「人体にとっては太ることは手放しに『良いこと』」と、前項でご説明しました。現代の日本で飢餓によって死ぬことはほぼないでしょうが、とはいえ、いつ何が起こるかわかりません。少ない食料で生き延びなければいけない状態に陥ったとき、太っていることは必ずしもマイナスではありません。

しかし、それとは別に、**「問題な太り方」も存在します。**

それが本書のテーマである「内臓脂肪」太りです。

脂肪には2種類ある

そもそも脂肪には**「皮下脂肪」**と**「内臓脂肪」**があります。皮下脂肪は皮膚のすぐ下にたまる、つきにくく落ちにくい脂肪です。

一方、内臓脂肪は、言葉のイメージから内臓の中にある脂肪だと思っている人がいますが、蓄積されるのはお腹の空間内、腸の周辺です。

そもそも脂肪は余剰エネルギーをストックしておく倉庫のようなもの。内臓脂肪も脂肪細胞の集合体です。ひとつひとつの脂肪細胞には中性脂肪が詰まっていて、急にエネルギーが必要になったときにすぐに使うことができる、頼もしくて便利な存在です。

お腹が出ている＝内臓脂肪がついている!?

内臓脂肪が増えることの問題のひとつは、「メタボリックシンドロームになる」ということ。いわゆる「メタボ」です。

メタボの判断基準は、おへそまわりが男性で85センチ以上、女性で90センチ以上あるということ。つまり**「お腹が出ている」人はメタボ＝内臓脂肪型の状態にある**んです。

内臓脂肪が多いかどうかの判断基準としては、前述のおへそまわりが男性85センチ以上、女性90センチ以上のほか、ウエストとヒップの比率が男性1・0以上、女性0・8以上、BMIが肥満を示す26・4以上というのもあります。
とはいえ、見た目で端的に言うなら「全体にデブ」「お腹が出ている」などはアヤシイということです。

「あれ、もしかして私は内臓脂肪太り？」と思われた方もいるでしょう。内臓脂肪といわれるとなんだか未知の物質のように思うかもしれませんが、ご安心ください。実は内臓脂肪は「つきやすく落ちやすい」脂肪です。第2章以降でご紹介する工藤式ダイエットを試してもらったら、すぐに効果が出ます。

Point

○「内臓脂肪」が多いと「腹が出る」！
○内臓脂肪はつきやすく、落としやすい！

皮下脂肪と内臓脂肪の役割

	皮下脂肪	内臓脂肪
共通の働き	・エネルギーをたくわえる ・さまざまな物質を分泌して生体の機能を調節する ・ビタミンの吸収を促す	
固有の働き	・防寒と体温の維持 ・体への衝撃をやわらげる ・ビタミンDの合成 ・女性ホルモンの合成	・内臓の位置を固定する ・内臓への衝撃をやわらげる ・やせホルモンの分泌を抑える ・デブホルモンの分泌を増やす

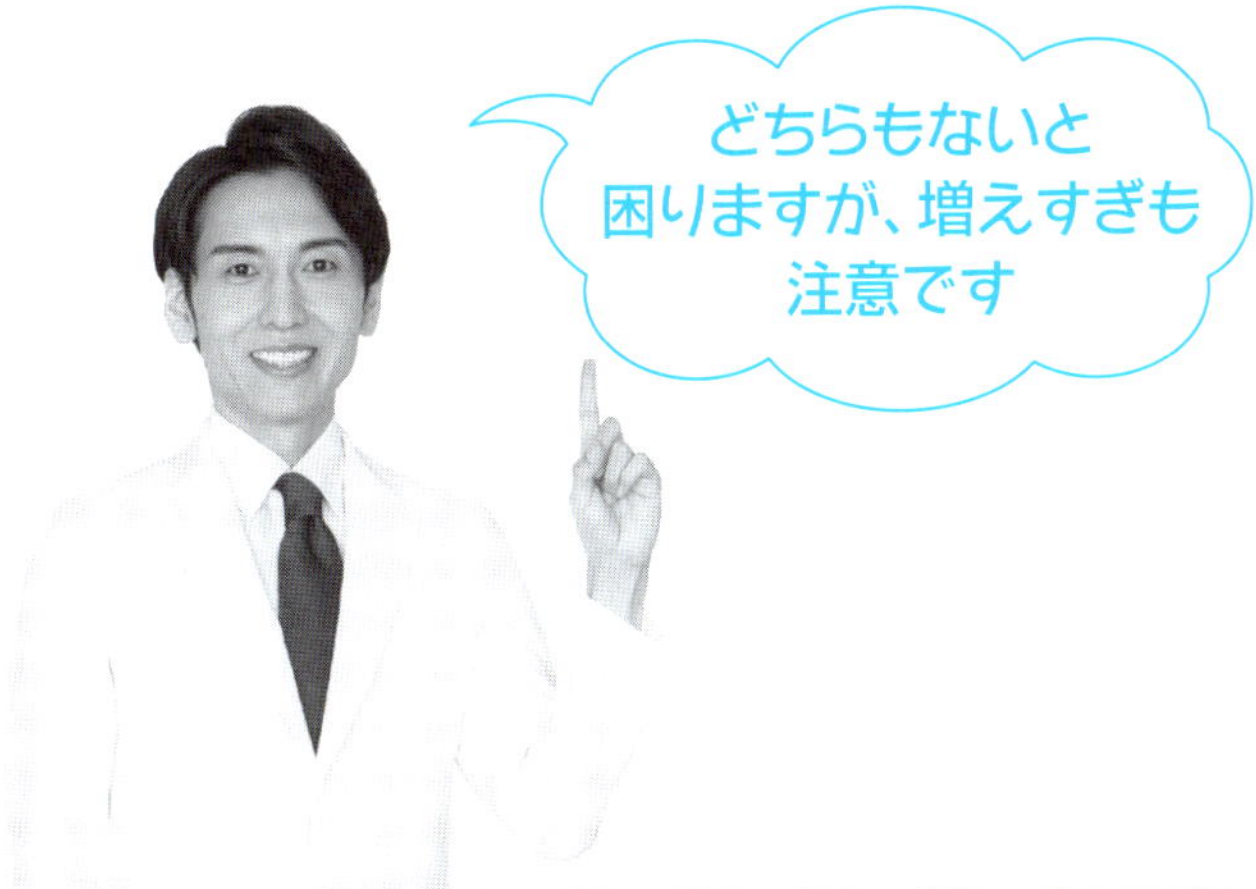
どちらもないと困りますが、増えすぎも注意です

Daily -100g diet

内臓脂肪は「やせホルモン」を殺す！

内臓脂肪が増えることのデメリットはいろいろあります。

見た目的に「お腹が出る」ということもそうですが、私が考える最たるデメリットは「役立つホルモンの働きを悪くする」ということ。

内臓脂肪には、ホルモンを出す役割もあります。内臓脂肪が分泌するホルモンにはさまざまな種類があるのですが、本来は身体の機能を維持するために働きます。

しかし肥満によって内臓脂肪が大型化したり数が増えたりすると、逆に悪玉となって作用するようになったり、役立つホルモンの分泌が減ったりし、健康にダメージを与えるようになるのです。

たとえば、脂肪細胞が分泌するホルモンの中に**「レプチン」という食欲を抑えるホルモン**があります。肥満になると食欲を抑えるべく、レプチンが盛んに分泌されるようになります。

しかし、内臓脂肪が過剰に貯まると、なぜか食欲を抑えるはずのレプチンが効きにくくなります。その結果食べすぎて肥満が加速してしまいます。これを「レプチン抵抗性」といいます。

また、**脂肪を燃焼させる働きがある「アディポネクチン」というホルモン**も、脂肪細胞から分泌されています。このアディポネクチンも、内臓脂肪が増えると分泌量が減ってしまいます。

つまり、内臓脂肪はレプチンとアディポネクチンという2つの〝やせホルモン〟の邪魔をしてしまう、過激にいえば**「やせホルモン」を殺してしまう**のです。

内臓脂肪が引き起こすデブ・スパイラル

また、恐ろしいのはそれだけではありません。

内臓脂肪が増えるとやせホルモンが減るということは、やせにくく太りやすくなるということです。

デブになって内臓脂肪がたまり、内臓脂肪によってますますデブになる……。いわば、太るための「デブ・スパイラル」です。内臓脂肪が増えるということは、デブ・スパイラルが完成するということでもあるのです。

Point

○内臓脂肪がやせホルモンを殺す
○内臓脂肪がデブ・スパイラルを完成させる

内臓脂肪が増えるデメリット

内臓脂肪が増えすぎると

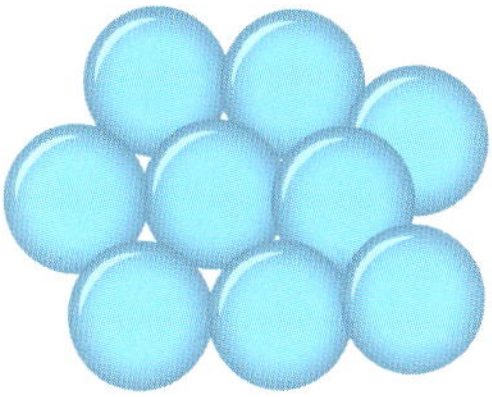

↓

外見

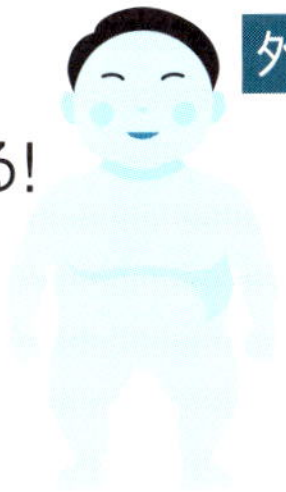

お腹が出る!
太る!

内面

やせホルモンの
分泌が減る!

内臓脂肪が増えて
ますます太る!

↓

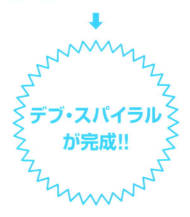

**デブ・スパイラル
が完成!!**

Daily -100g diet

内臓脂肪は生活習慣病を引き起こす

内臓脂肪は生活習慣病の原因にもなります。

たとえば、糖尿病です。

〝やせホルモン〟として前述した「アディポネクチン」は、傷ついた血管を修復したり、インスリンの働きをよくして血糖をコントロールしたりする役割も担っています。しかし内臓脂肪が増えると分泌が減り、インスリンの効きが悪くなります。

また「TNF‐α」という、本来は腫瘍細胞を壊死させ免疫力を高める働きをしている物質があるのですが、これも内臓脂肪が増えると、脂肪細胞を増やしたりインスリンの効きを悪くしたりします。

こうして内臓脂肪が増えると、糖尿病のリスクも高まります。

ところで、脂肪細胞がどれだけアディポネクチンを分泌できるかは、内臓脂肪の蓄積量だけでなく、遺伝子の影響も受けています。

残念ながら日本人の場合、約40%がアディポネクチンをたくさん分泌できない遺伝子を持っていて、そうでない人と比べてアディポネクチンを3分の2程度しか分泌できないそうです。

さらに日本人を含むアジア人は、インスリンの分泌量が欧米白人の半分から4分の1程度しかないともいわれています。

つまり、**我々日本人は、もともと糖尿病に対してハイリスクな人種**です。**さらに内臓脂肪が蓄積すれば、命を危険にさらすことになりかねません。**

内臓脂肪が増えると高血圧、脂質異常症にもなる

内臓脂肪による悪影響はさらに続きます。

脂肪細胞が分泌している「アンジオテンシノーゲン」というホルモンは、もともとは体内の水分と塩分のバランスを調整しています。しかし内臓脂肪が増えると血管を収縮させ、高血圧のリスクを高めます。

また、内臓脂肪が分解してできた「遊離脂肪酸」という物質は肝臓に取り込まれてコレステロールや中性脂肪を作りはじめます。血液中の中性脂肪が増えると善玉コレステロール（ＨＤＬ）が減って悪玉コレステロール（ＬＤＬ）が増え、血中のＬＤＬ値が高くなり脂質異常症にもなります。

このように内臓脂肪は、糖尿病・高血圧・脂質異常症の「三大疾病」と深く関わり、ひいては血管を硬くする動脈硬化につながって、脳梗塞や心疾患といった命に関わる病気を引き起こすのです。

Point

内臓脂肪の蓄積は糖尿病・高血圧・脂質異常症の原因となり、動脈硬化を引き起こす

内臓脂肪は生活習慣病を引き起こす

内臓脂肪が増えすぎると

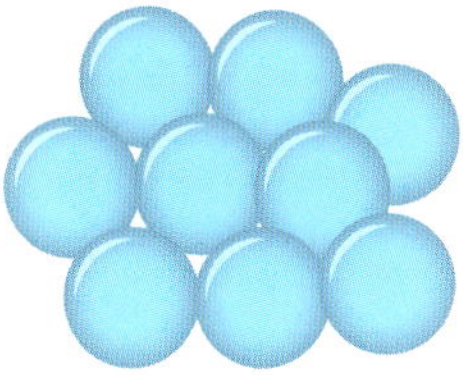

↓

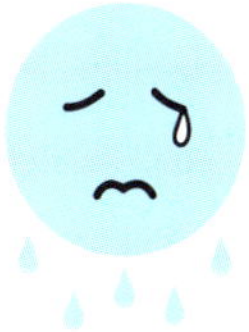

ホルモンの効きが悪くなる

インスリン
アディポネクチン
TNF-α
アンジオテンシノーゲン

＋

遊離脂肪酸がコレステロールや中性脂肪を作る

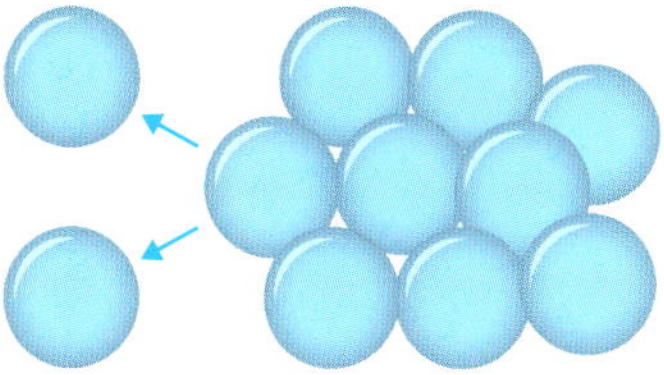

↓

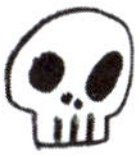

糖尿病・高血圧・脂質異常症の原因に!!

Daily -100g diet

がんの犯人も内臓脂肪

長らく日本人の死因の第一位である「がん」も、実は内臓脂肪と深く関わっています。

ここでまた登場するのが「アディポネクチン」です。アディポネクチンには、がん細胞の増殖を抑える働きもあります。本当にお助けホルモンですね！

肝臓がんを例に、見ていきましょう。

ウイルス感染やお酒の飲みすぎなど、何らかの原因によって肝臓が炎症を起こした状態を「肝炎」といいます。火事が起きているイメージです。

肝炎が進行すると「肝硬変」になり、肝臓としての機能が働かなくなります。

脂肪の蓄積に関連するがん

がんの種類	BMIが高い（肥満な）人の特徴
大腸がん	BMIが高くなるにつれて発症リスクも高まる傾向
食道がんの一部	BMIが正常な人とくらべて最大で5倍の発症リスク
子宮体がん	BMI30以上では、発症リスクが高まる
すい臓がん	BMI30以上で高リスク、BMI21以上でもリスクは高まる
腎臓がん	男性でBMI27以上、女性でBMI25以上では発症リスクが高い
乳がん	BMIが正常な人とくらべて、閉経後の発症リスクが10%上昇
肝臓がん	肥満で二次胆汁酸が増え、発症リスクが高まる

↓

がんのリスクは肥満と密接に関係している

○ 内臓脂肪によってがんの発症率が上がる

この段階ではすでに焼け野原になっています。その焼け野原に新しい生物がポツポツとできて、はびこってくるのが「肝臓がん」です。このように、**慢性的に炎症を起こしているとがんになりやすくなります**。

アディポネクチンは日々できてくるがん細胞を取り除いていますが、内臓脂肪が増えると反比例して分泌量が減っていきます。そのため内臓脂肪が蓄積している人はがん細胞を叩き切れず、がんのリスクが高まるのです。

Daily -100g diet

認知症の陰にも内臓脂肪あり!?

私たちの健康寿命に大きなダメージを与えている、内臓脂肪。近年の研究では認知症と内臓脂肪の関係についても解明が進められています。

事実、アルツハイマー型認知症の患者さんの60％は内臓脂肪の面積が基準を超えているとのデータがあります。米国の調査では、**中年期に肥満の人は認知症の発症率が3倍高くなる**との報告もあります。

単なる肥満だけでなく、メタボリックシンドロームを発症しているとさらにリスクが上がり、**メタボな人は認知症の発症率が6倍も高くなり**、しかもこういう人が認知症を発症すると認知機能の低下が早く進むこともわかっています。

Point

○ 内臓脂肪が増えると、認知症リスクが上がる

なぜ内臓脂肪が認知機能に悪影響を及ぼすのでしょうか。

どうも内臓脂肪から分泌される物質が、アミロイドβという神経細胞を破壊するたんぱく質を脳に蓄積させるようなのです。

またインスリンにはアミロイドβを分解して脳の細胞を守る働きがありますが、内臓脂肪が貯まってインスリンの効きが悪くなると、脳の細胞を守れなくなるとの指摘もあります。

糖尿病でもインスリンの効きが悪くなるため、**糖尿病の患者さんはそうでない人と比べてアルツハイマー型認知症の発症率が2倍高い**ともいわれています。

内臓脂肪は認知症リスクを高める

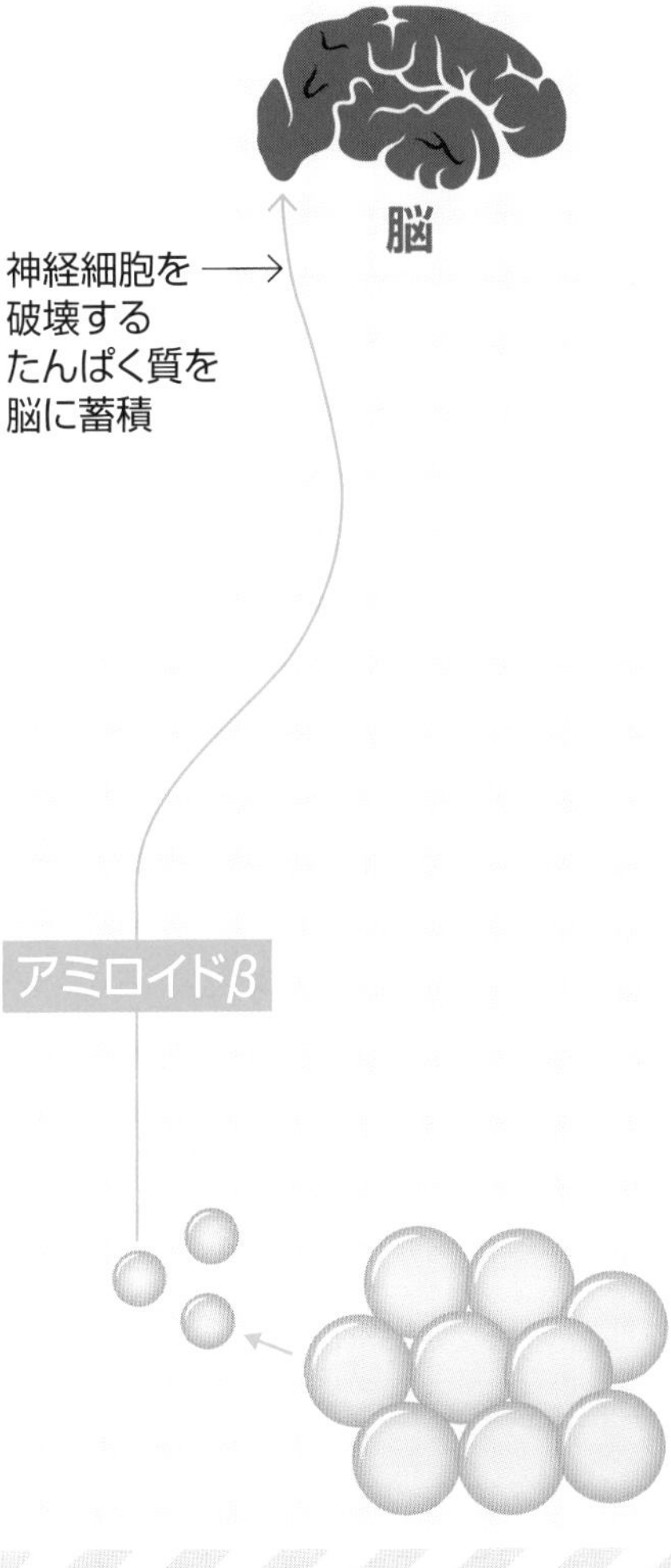

Daily -100g diet

内臓脂肪が減る＝やせホルモンのスイッチをオンにできる

内臓脂肪による悪影響を知り、気持ちが沈んでしまいましたか？

しかし、ここで思い出してください！

内臓脂肪は皮下脂肪に比べて割と簡単に落ちるということを。貯まりやすく、減りやすいのが内臓脂肪の特徴なのです。そのためよく「普通貯金」にたとえられます。一方貯めにくく減りにくい皮下脂肪は「定期貯金」です。

内臓脂肪は、体重が減れば比例して減っていきます。そして内臓脂肪が減ると、**やせホルモンのスイッチをオンにできるので、やせやすい身体になります**。

ですから、第2章からご紹介する工藤式ダイエット法で、とにかく体重を落とすことが解決の近道なんです。

「工藤式」でやせて内臓脂肪が減り、健康に！

工藤内科の患者さんのダイエット結果をご紹介します。

Aさん（男性・57歳・168cm）

4カ月で、体重 82kg → 72kg

HbA1c 10.5% → 6.4%

血糖 380mg/dℓ → 98mg/dℓ

工藤先生：初診時、体重82kg、HbA1c10.5%、血糖380mg/dℓで、インスリンを1日4回打っていたAさん。体がだるい、夜中に何回もトイレに行き睡眠不足などの症状にも悩まされていました。工藤式ダイエットを開始すると内臓脂肪が減り、徐々にインスリンを減らせるように。**4カ月で、82kg→72kgと減量。インスリンが中止できました。HbA1cも6.4%、血糖98mg/dℓまで改善**しました。

Aさんの感想「医療費も大変安くなり、食費もかからなくなって大変嬉しいです」

Bさん（女性・65歳・154cm）

6カ月で、体重 75kg → 59kg

悪玉コレステロール 160mg/dℓ → 130mg/dℓ

中性脂肪 350mg/dℓ → 190mg/dℓ

工藤先生：来院時は、154cm体重75kg、脂肪肝、高血圧を薬でコントロールしていたBさん。糖尿病・コレステロール、中性脂肪の薬も服用していました。工藤式ダイエットを開始すると、すぐに**68kgまで減量**。内臓脂肪が減ったことで悪玉ホルモンも徐々に減少、**血圧、血糖ともに低下し、3カ月後には、コレステロール、中性脂肪の薬が中止でき、脂肪肝も改善**しました。6カ月後には68kg→59kgと**トータル9kgも減量。糖尿病・高血圧の薬まで中止できました**。今では薬を使わない状態で、体調がコントロールできるようになっています。

Bさんの感想「病院に行く頻度が減り、大変助かっています。内臓脂肪が減ると同時に薬を飲まずに済むようになり、医療費や食事量が減っていき嬉しいです」

内臓脂肪が減るといいことずくめ！

ダイエットに成功し、内臓脂肪が減るといいことしかありません。

やせたら病気が治ります。減量に成功してインスリン注射をやめた患者さんはたくさんいます。インスリンは高額なのでその分医療費が浮きますよね。

もちろん食べる量も減りますから、食費も削減できます。

さらにやせると洋服が似合うようになります。誘われたら気軽に出かけられるようになり、楽しい時間が増えます。

病気が治ってお金が貯まって、気分もあがって、実にいいことばかりです！

さあ、次章からご紹介する「工藤式」で早くやせましょう。

Point

○ やせたらいいことしか起こらない

第2章

内臓脂肪を減らしてやせる最短の方法

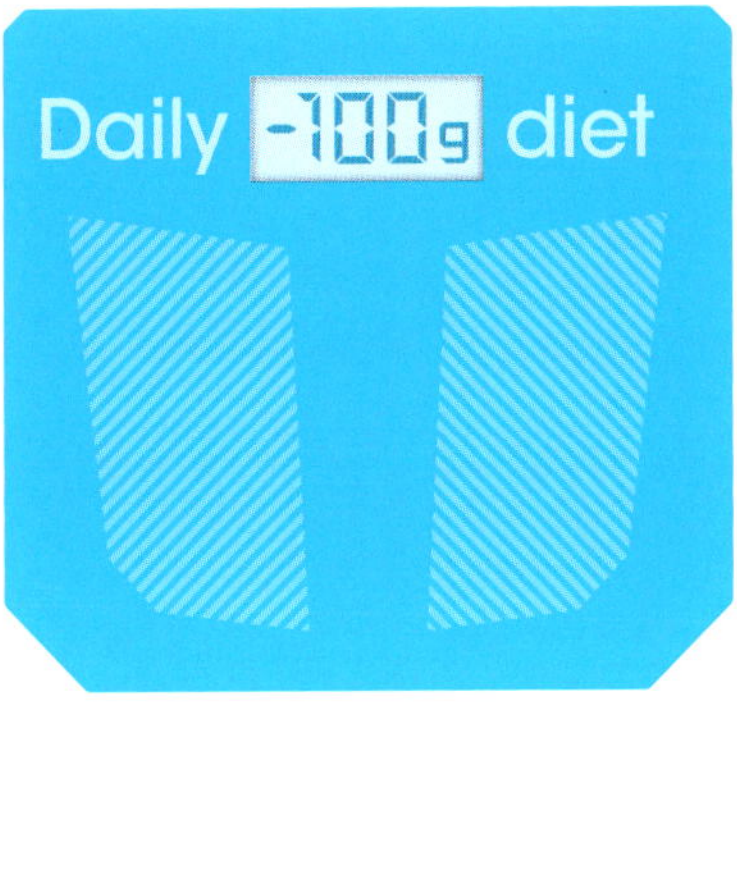

Daily -100g diet

結局“ストレス”食べてしまう犯人は、

さて、第2章では「太る原因」について知っていきましょう。

そんなまだるっこしいことは必要ないから、とにかくやせる方法、内臓脂肪を減らす方法を教えてくれ！　と思うかもしれませんが、それが大間違い。

敵を知らずして勝利することはできません！

あなたが太っているのは、原因があります。

あなたがやせないのにも、原因があるのです。

その原因＝敵を知ることが、ダイエットに成功する秘訣なのです。

あなたはなぜ「やせない」のでしょう？　第1章の冒頭を思い出してくださ

い。あなたがやせないのは「やせたいのに食べてしまう」せいでした。

その原因は、なんだと思いますか？

お答えしましょう。それは「ストレス」のせいです。

「なーんだ、またストレスか……」と思ったあなた。はっきり言ってストレスを舐めすぎですよ。ストレスこそが、非常に手強いダイエットの敵なのです。

空腹感には「生理的なもの」と「心理的なもの」の2種類があります。

「生理的な空腹感」とは、身体がエネルギー不足を補うために食事を求めている状態です。一方の「心理的な空腹感」とは、不安やイライラといったストレスを紛らわす手段として食べることです。

疲れているときに甘いものが欲しくなったり、イヤなことがあった後にヤケ食いに走ったりするのは、典型的な心理的空腹感による行動です。

それというのも、私たちがストレスを感じているときは、交感神経が優位になっています。ストレスを軽減するには、副交感神経が優位になるようスイッチしなければいけません。**副交感神経が優位になる最も簡単な方法が「食事」**なのです。

私も仕事に忙殺されているときは、コンビニのお弁当を一度に3つ食べたりします。もちろんその後、この本で紹介しているテクニックを使って体重を元に戻しています。

生理的な空腹感は一定量の食事をすれば満たされるのに対し、心理的な空腹感はなかなか満足できません。だからドカ食いをしてしまい、その結果太っていくのです。やせない、どんどん太るという人は、まずストレス過多ではないか、自分を振り返ってみましょう。

Point

× ストレスで無意識に食べてしまう

○ 空腹感には2つあると知る

空腹感には2つの種類がある

お腹がすいた

どちらか見極める

生理的な空腹感

身体の
エネルギー不足

↓

対策

お腹がいっぱいに
なるくらい食べる
（お腹が満たされたら
食べるのをやめる）

栄養のかたよりが
ないか振り返る

心理的な空腹感

ストレスによって
交感神経が
優位になっている

↓

対策

ストレスが
かかっていないか
振り返る

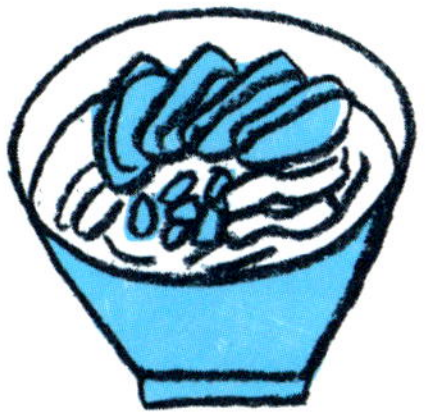

Daily -100g diet

ほかにもある「太る」原因

もう少し、太る原因について知っていきましょう。

「ストレス」以外に太る原因としては、「自己嫌悪」と「飽き」があります。

つまり、ストレス・自己嫌悪・飽きの3つが〝ダイエットを挫折させる三大要因〟と言ってよいでしょう。

「全然体重が減らない……」「また食べすぎた。自分はダメなやつだ……」。ダイエッターならこういう自己嫌悪を経験しているのではないでしょうか。

いったん自己嫌悪に陥ると、失敗することが怖くなって行動が止まってしまいます。その結果ダイエットをやめてしまい、太ったままなのです。

また、ダイエットを始めた頃は調子よく体重が減り、食事や生活の習慣にも気を配っていたのに、だんだんと面倒になって、いつの間にかやめている人も少なくありません。つまり、ダイエットに「飽きる」人です。

しかしこれは当たり前で、人間は飽きる生き物です。1つのダイエット方法が1カ月以上続く人は稀です。ですから、いくつか自分に合ったダイエット方法を持っておき、ローテーションしながらやっていくことをおすすめします。

あなたはストレス過多で食べてしまうタイプなのか、自己嫌悪から暴飲暴食に走ってしまうタイプなのか、飽きやすくて続かないタイプなのか、それとも全部か（そういう人も珍しくありません）、自分の傾向を知ることが、ダイエット成功の第一歩です。

Point

○ 太る原因は「ストレス」「自己嫌悪」「飽き」と知る

◎ 自分が太る原因は、3つのうちどれが大きいか気づく

Daily -100g diet

「デブ」対策はマッピングで可視化する

私がのべ10万人以上の患者さんを診ていて気づいたのは、**太っている人には「無趣味な人」が多い**ということです。

よく「好きなことをしていると寝食を忘れる」と言いますよね。これは**「好きなことはストレスを感じず、飽きずに熱中できるので、食事や睡眠が多少減っても副交感神経が優位な状態でいられる」**ということなんです。

反対に、好きなことがない人、無趣味な人はどうしても「食べること」以外に喜びを見出せない場合が多いのです。

ですから、「自分は無趣味だ」と自覚があるなら、まずは自分の現状を正確に把握し、少しでも好きなこと（食べること以外）、夢中になれることを探すとよいでしょう。

自分の状態を把握し、好きなことを見つけるには、45ページにあるようなマッピングにして書き出すと一目瞭然です。

これはほっしーさんの『うつ病を治す努力をしてきたので、効果と難易度でマッピングしてみた』(ディスカヴァー・トゥエンティワン)を参考に、私のダイエット外来でも取り入れているものです。

縦軸を「体を動かす／体を動かさない」、横軸に「難易度が高い」「難易度が低い」とし、４つのスペースにそれぞれ、自分ができそうなことをピックアップします。

たとえば④(体を動かさなくて難易度が低い趣味)なら、「動物の動画を見る」なんていうのもいいかもしれません。私の場合は「テレビのＣＭをボーっと見る」が入ります。

ちなみに、女性はおしゃべりをしてストレスを発散させますが、男性の場合は内にこもることが発散になります。あなたのパートナーがボーっとCMを見ているときは、ストレスを発散している最中です。間違っても「あんた、これホントに見てるの？」なんて言ってテレビを消してはいけません！

さて、自分の好きなことをピックアップしたら、順番に行動していきます。そしてどれが自分にとってストレス発散になったのかをチェックします。点数をつけてもいいでしょう。

傾向がわかったら、自分が心地よいことをするようにしてストレスを減らします。そうするうちに、食事に意識を向けることが減っていくでしょう。

Point

×　ストレスを感じたら食べる

○　食事以外のストレス発散できる行動を見つける

ストレスコントロールマッピングの例

方法：自分がしていること、できそうなことを書き出す

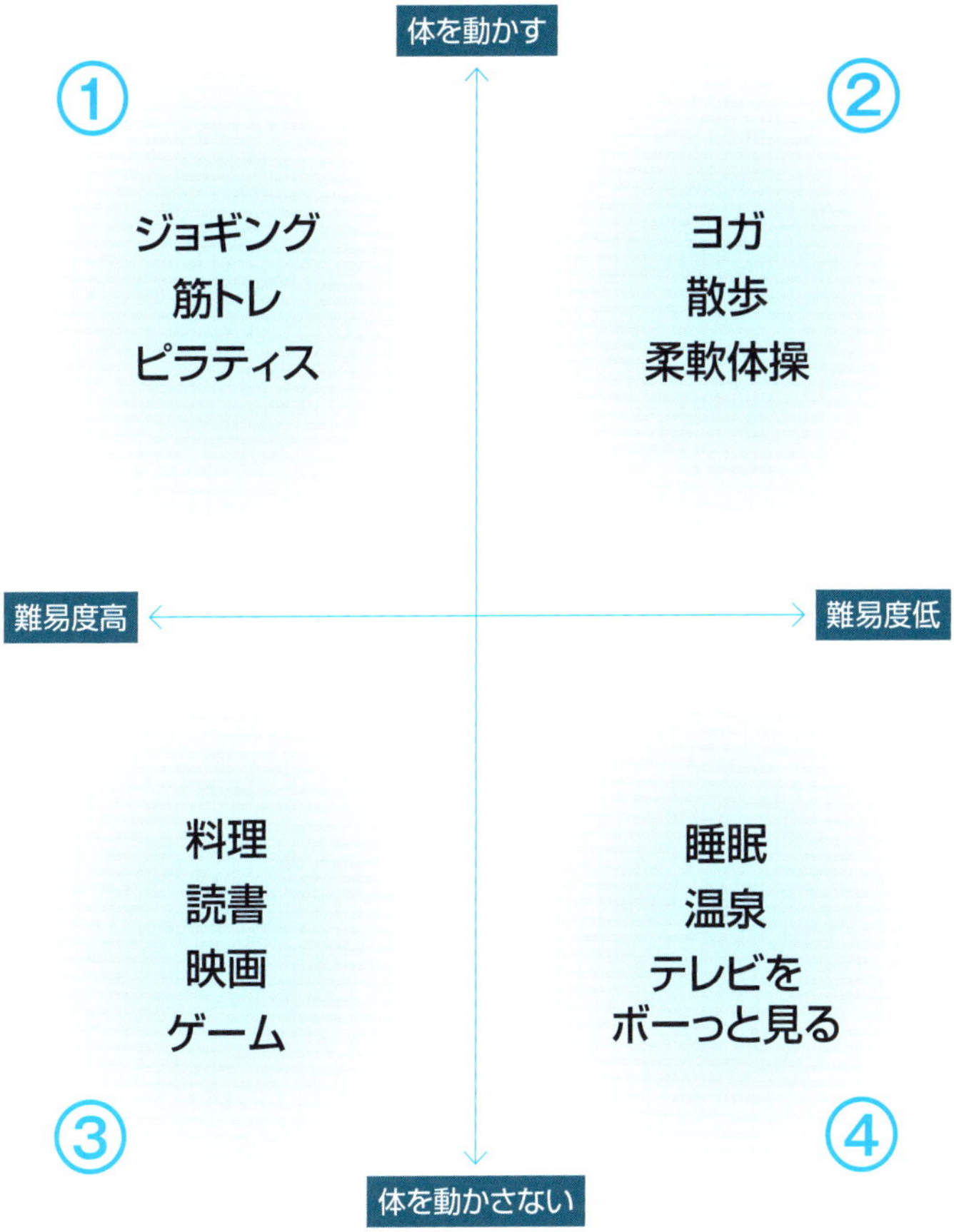

①～④の何をしているときがいちばんリラックスできる？

Daily -100g diet

ダイエットの基本となる3つの柱

私はのべ10万人以上のダイエットを成功させ、いまも1日に多いときで30人の患者の減量指導をし、9割がダイエットに成功しています。

この経験に基づいてお伝えするのですが、ダイエットの方法は、実はとてもシンプル。①食事療法、②運動療法、③行動療法の3つが柱になります。

食事療法とは食事の量や内容を変えることです。運動療法とは患者さんに運動してもらうこと。そして行動療法は主にストレス対策にあたります。

一般的に肥満の治療では、①食事療法→②運動療法→③行動療法の順に行いますが、多くの場合、③がうまくいかないとダイエットに失敗します。太っている主な原因はストレスにあるのに、ストレスの要因をクリアできないからです。

ですから、**私の外来では、③行動療法を徹底的にやってもらいます**。食事療法や運動療法は、あえてほぼ指導していません。

それなのに、9割の患者さんがやせていきます。それだけストレスマネジメントがダイエットにおいて重要であるという、何よりの証拠です。

我慢するダイエットは間違い！

ダイエットというと、「○○を食べない」「××を減らす」など我慢・制限することだと考えている人は多いようです。私の外来を訪れる患者さんの中にも、過去に他のお医者さんや管理栄養士さんから「甘いものや油っぽいものを食べないでください」「運動してください」などと繰り返し注意されてきたせいで、「厳しい指導は我慢できないから無理」と投げやりになっている人が大勢います。

しかし、ここまで繰り返しお伝えしてきたように、ダイエットの大敵はストレスです。

ですから、私から言わせると**「我慢してやせる」なんて絶対無理！**　むしろ**「我慢」するからあなたはやせられない**のです。

やせたければ糖質制限のような「○○を食べない」などの制限、「運動が嫌いなのに10キロ走る！」のような無茶な努力をいますぐやめてください！　なんの意味もありません！

Point

✕ 食事制限や運動をがんばってやせる

○ ダイエット＝我慢ではないと知る

ダイエットの3つの柱

ダイエットには

1 食事療法

2 運動療法

3 行動療法（ストレス対策）

がある

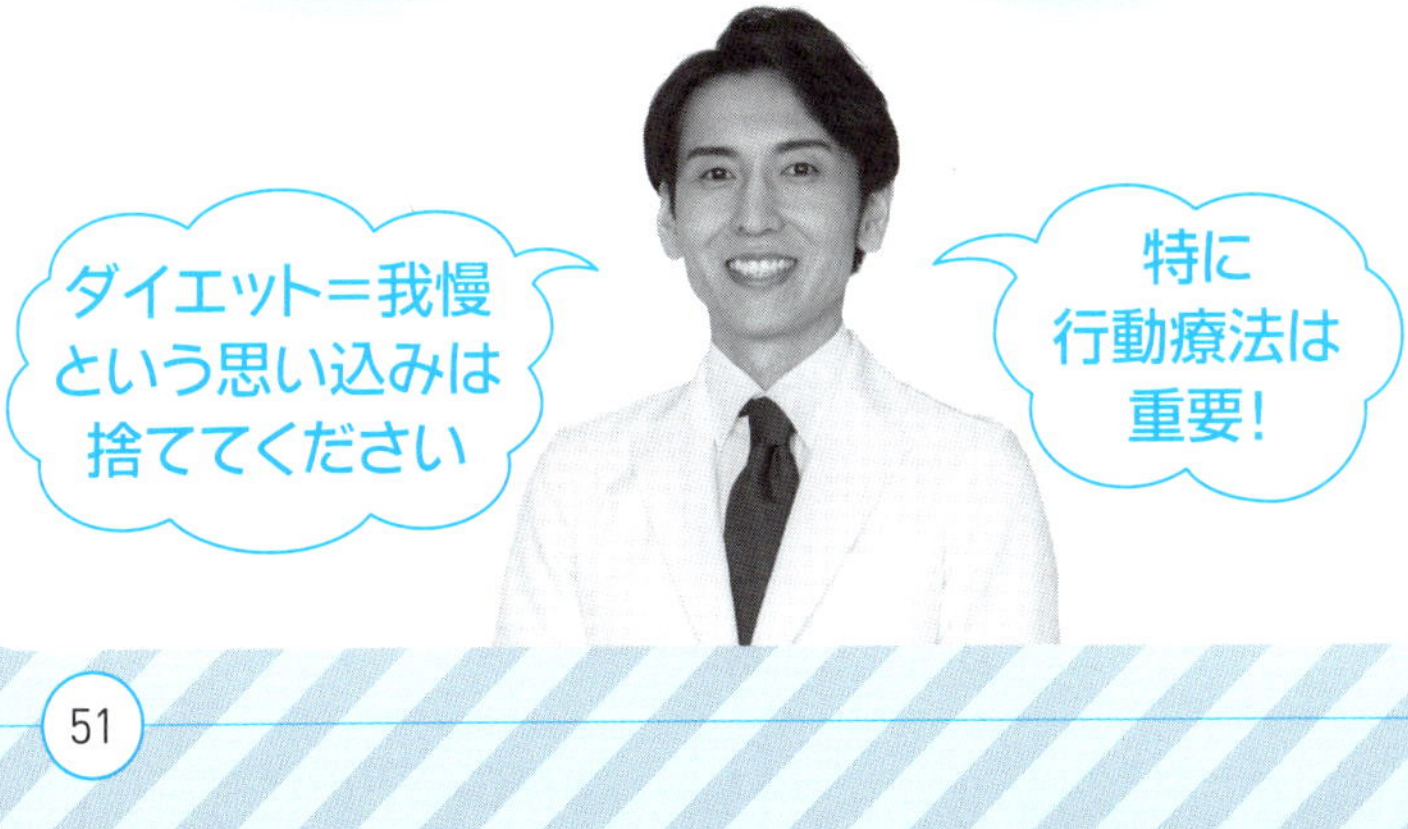
ダイエット＝我慢
という思い込みは
捨ててください
特に
行動療法は
重要！

Daily -100g diet

「食行動質問票」でやせるために何をすればいいのかがわかる

やせる＝内臓脂肪を減らす最短の道として、ストレス対策と並行して取り組んでいただきたいのが、〝デブ特有の行動や思考〟を改めていくことです。

52〜53ページの「食行動質問票」は、日本肥満学会が太っている人に共通する行動や思考を調査して、肥満の原因となる項目を7タイプに分けたものです。

この質問票の良いところは、あなたが取り組むべきことを効率よく抽出できること。つまり**「4点」がついたところだけを直していけば、自然とやせます。**

たとえばAタイプに多くチェックが入った人ならダイエットに対する認識のズレを正せばOK。

従来のダイエット指導では「太っている人はこうだろう」という先入観から、

頭ごなしに「油ものは控えてください」「菓子パンを食べるのをやめましょう」などと言ったりしています。しかしそのアドバイスが該当するのは、Ｆタイプの人たち。それ以外のタイプの人は見当はずれのアドバイスをされて、ムカッとしてしまうのです。

この質問票で自分が取り組むべきことが抽出できると、やることが決まるから超ラクチン。無駄な努力をしなくていいので最短で内臓脂肪を減らせます。

Point

○ 自分が改善すべきことだけに集中して、内臓脂肪をサクッと減らそう

1=そんなことはない　2=たまにそう思う　3=どちらかというと、そうだ　4=そうだ

G	朝食を抜くことが多い	1 | 2 | 3 | 4
	夜食をとることが多い	1 | 2 | 3 | 4
	食事の時間が不規則	1 | 2 | 3 | 4
	夕食をとるのが遅い	1 | 2 | 3 | 4
	間食が多い	1 | 2 | 3 | 4
	1日の食事の中で夕食の量が最も多い	1 | 2 | 3 | 4

診断 A～Gの質問項目のうち、4と答えた数をチェックし、一番多かったものがあなたのタイプです。タイプが重複している場合もあります。

Aタイプ　ダイエットに関する認識がずれている人

→やせるには、正しい認識を身につけよう

Bタイプ　食べるものが少ないと不安を感じる食いしん坊

→やせるには、買い物量、作る量、食べる量を1割減らす

Cタイプ　食べることでストレスを解消している人

→瞑想、睡眠など、別の方法でストレスを減らそう

Dタイプ　空腹感、満腹感がわからない人

→やせるには、お腹が鳴ってから食事を食べ始めるようにしよう

Eタイプ　早食いで大食いのフードファイター

→食事中に箸を置く、お腹いっぱいになったら食べるのをやめる訓練を！

Fタイプ　太る食べ物が大好きな人

→だしを使った和食メニューに徐々に変更し、デブ味覚→やせ味覚に変えよう

Gタイプ　生活習慣が不規則な人

→睡眠をよくとりストレスをコントロールしよう

食行動質問票

普段の自分の行動を思い出しながら、1～4の当てはまる数字に○をつけてください。
(4はなるべく減らして、迷ったら2や3にします)

A	太るのは甘いものが好きだからだと思う	1	2	3	4
	太るのは運動不足のせいだと思う	1	2	3	4
	食べてすぐ横になるのが太る原因だと思う	1	2	3	4
	水を飲んでも太る体質だと思う	1	2	3	4
B	料理が余ると、もったいなくて食べてしまう	1	2	3	4
	外食や出前を取るときは、多めに注文する	1	2	3	4
	スーパーなどでおいしそうなものを見ると、予定外でも買ってしまう	1	2	3	4
	つきあいの会食が多く、つい食べてしまう	1	2	3	4
C	家の中に食べ物がないと落ち着かない	1	2	3	4
	身の回りにいつも食べ物を置いている	1	2	3	4
	イライラしたり心配事があると、つい食べてしまう	1	2	3	4
	何もしていないと、つい食べてしまう	1	2	3	4
D	たくさん食べてしまった後で後悔する	1	2	3	4
	お腹いっぱい食べないと、満足感を感じない	1	2	3	4
	食前にはお腹が空いていないことが多い	1	2	3	4
E	早食いである	1	2	3	4
	よく噛まない	1	2	3	4
	人から「よく食べるね」と言われる	1	2	3	4
F	外食や出前が多い	1	2	3	4
	菓子パンをよく食べる	1	2	3	4
	麺類が好き	1	2	3	4
	ファストフードや脂っこいものが好き	1	2	3	4

Daily -100g diet

やせるには体重を記録するだけでいい

もうひとつ、やせるために重要なのが「書く」こと。私は患者さんに毎日体重を測ってグラフに記録してもらうことにしています。

体重を測るのは、起床直後、朝食直後、夕食直後、就寝直前の4回です。1日の体重の推移を視覚化でき、食事や生活習慣の見直しがしやすくなります。

とはいえ、1日4回が負担になるなら1回でも問題ありません。その場合は、**起床直後の体重測定が必須**です。最初のトイレを済ませた後がベストタイミング。まだお腹が空っぽの状態なので、その人本来の体重がわかります。

記録をつけていくうちに、自分が太るパターンが浮き彫りになってきます。そのパターンを避ければ、少なくとも体重は現状維持できます。逆に体重が減るパターンも把握できます。そうすることで目標体重に早く到達します。

前向きコメントでストレスゼロに

また一番下に「1日の行動と気づいたこと」を書く欄を設けています。その日の生活で気づいたことや食事内容を書いてください。

書き方にはちょっとしたコツがあります。それは**とにかく前向きに書くこと！**

たとえば「コンビニスイーツを食べてしまった」なら、「ストレス発散できてよかった♡」と続けて書きます。逆に「食べすぎちゃった……どうしよう汗」と書いていると自己嫌悪に陥り、翌日も食べすぎてしまいます。

たったこれだけのことですが、確実に効果が変わってきますよ！

Point

○

体重を記録して自分が太るパターンとやせるパターンに気づく

月　日(　)	月　日(　)	月　日(　)	月　日(　)	月　日(　)

起床直後	朝食後	夕食後	就寝直前	起床直後	朝食後	夕食後	就寝直前	起床直後	朝食後	夕食後	就寝直前	起床直後	朝食後	夕食後	就寝直前	起床直後	朝食後	夕食後	就寝直前

.　時間	.　時間	.　時間	.　時間	.　時間

グラフ化体重日記

日付	○ 月 × 日（ ）				月　日（ ）				月　日（ ）			

体重 1メモリ200g

（　　）kg

（　　）kg

（　　）kg

（　　）kg

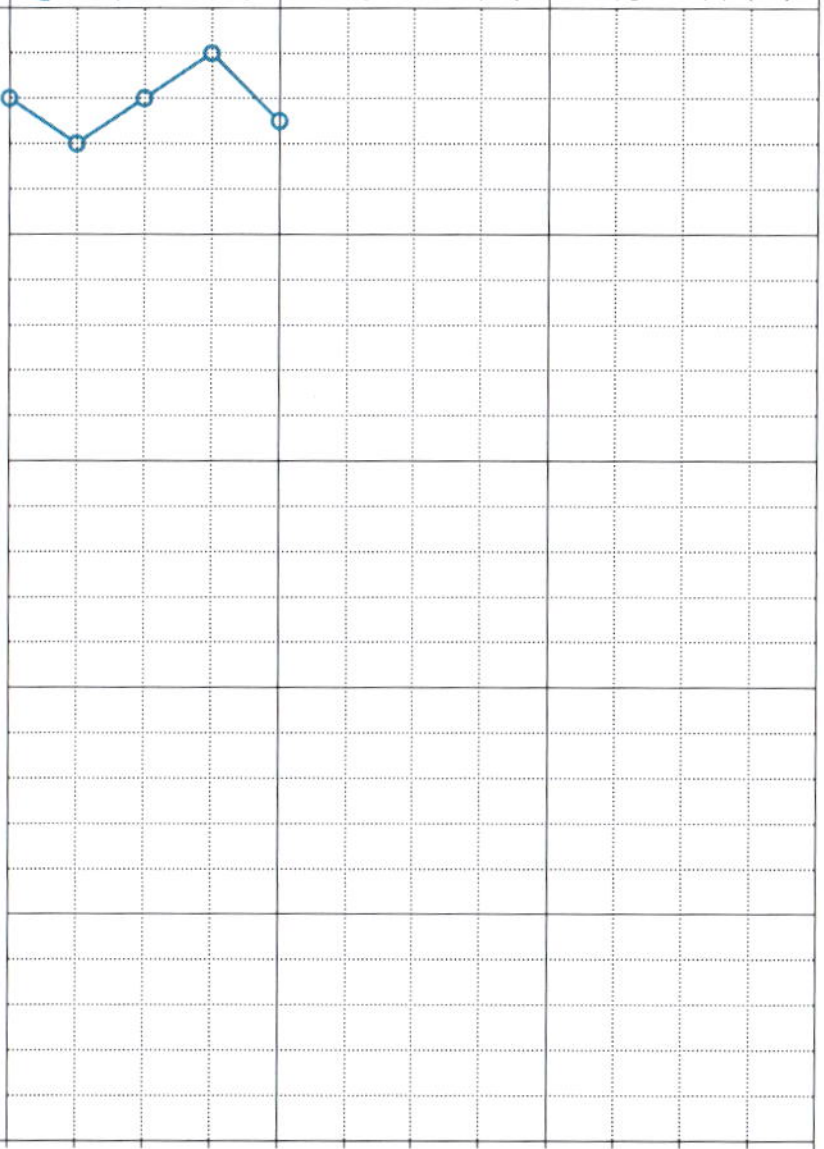

↓◎○△×で記入	起床直後	朝食後	夕食後	就寝直前	起床直後	朝食後	夕食後	就寝直前	起床直後	朝食後	夕食後	就寝直前
便のスッキリ度			◎									
目標 ①空腹感が出たら食べる			△									
目標 ②迷うときは食べない			○									
目標 ③お箸を手放した回数（正の字で記入）	丅		一	止								
目標 ④空腹感が消えたら食べるのをやめる			×									
目標 ⑤迷うときはやめる			△									
目標 ⑥残り物はすぐ片づける			○									
睡眠時間			7.5	時間		.		時間		.		時間
1日の食事内容や行動、気づいたこと												
明日の目標（上の①〜⑥から選ぶ）												

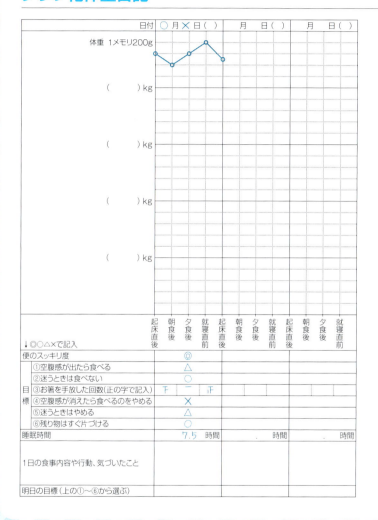

Daily -100g Column

6つの作法を習慣化しよう!

「グラフ化体重日記」には、6つの生活作法が記載されています。

①空腹感が出たら食べる
②(空腹かどうか) 迷うときは食べない
③お箸を手放した回数を書く(1食あたり5回をまず目標にする)
④空腹感が消えたら食べるのをやめる
⑤(空腹感が消えたか) 迷うときは食べるのをやめる
⑥残り物はすぐ片づける

これらは食欲を自らコントロールできるようになるために役立つ作法です。

1つひとつは、どれも当たり前の小さなことです。「もうやっている」と思うかもしれません。

しかし無意識に何かを食べているときは、頭の中から消えているのではないでしょうか。

6つを同時に実行できればベストですが、ムリそうでしたらできるものから取り入れてください。2週間ほど続けていれば、グラフが右肩下がりになっていくはずです。

第3章

工藤式

「やせホルモン」のスイッチをオンにする「食べ方」の新常識

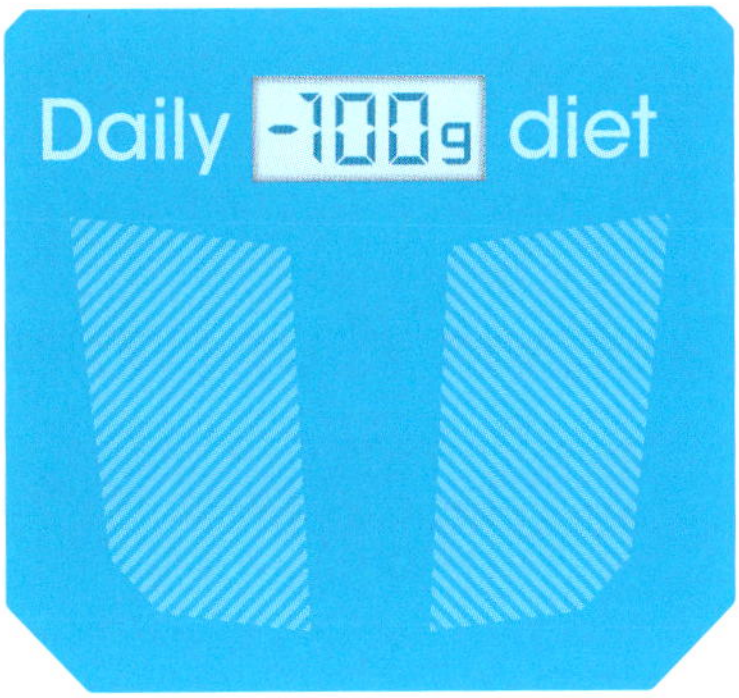

Daily -100g diet

とにかく「1割減らす」を心がけよう

ここから内臓脂肪が減る、やせる食べ方や生活習慣をお伝えしていくのですが、食べ方の大方針は「1割減らす」です。

何を減らすかといえば、食べる量です。

「え！　それができないから苦労しているんじゃない」と思いますか？

安心してください。いろいろな方法を組み合わせることで、ストレスなく1割減らすことが可能です。

お皿のものを1割残す

少しお行儀が悪くて抵抗感があるかもしれませんが、外食にせよ、コンビニなどで買ったお弁当にせよ、家での食事にせよ、まずは**「お皿にのっているものを1割残す」ことにチャレンジ**してみてください。

同僚と一緒に食事をしたり、お子さんと食事をしたり……というときなら、欲しい人に先に1割あげてしまうのもいい作戦ですね。厳密に1割というと難しいので、「すべて一口分」という感じでもかまいません。お茶碗のご飯を一口分お子さんにあげて、肉や魚も一切れあげる。野菜や汁物は全部食べてもいいですね。一口あげても満腹感があれば、次は二口あげてみましょう。

そもそも1割減らす

これは台所を取り仕切る人でなければ難しいかもしれませんが、**そもそも買う量、作る量を1割減らすというのも有効**です。

第2章の食行動質問票（↓54〜55ページ）でBタイプになった人などは特に注意していただきたいのですが、やせない人はそもそも食材を買いすぎ、食事を作りすぎという場合が多いのです。私の患者さんで多いのが「お子さんがもっと食べたがるかもしれないから」と作りすぎるケースです。

お子さんが「もっといる」と言ったら、そのときはあなたのおかずをわけてあげてください。おとななので、お子さんのためなら一食くらいは我慢できるのではないでしょうか？

買い物も、「1週間まとめ買い」と言って、明らかに1週間分以上買ってくる人も多いですね。反対に、ちょこまかちょこまか毎日買い物に行って、ちょっとしたお菓子などをついで買いしてしまう人もいます。あなたはどちらのタイプですか？　一度我が身を振り返り、過剰に買わない、作らない、にチャレンジしていただくとよいでしょう。もちろん、無理のない範囲で。

Point

〇食べる量を1割減らす

◎買う量、作る量を1割減らす

食べる量を減らす工夫

食行動質問票で **A**タイプの人は	食べるものを1割減らそう
食行動質問票で **B**タイプの人は	買い物、作る量も1割減らそう
食行動質問票で **C**タイプの人は	ストレスで過食してしまうとき、いつもよりは少ない量で抑えるようにチャレンジしよう
食行動質問票で **D**タイプの人は	食べている最中に一旦箸を置いて一呼吸で1割減らそう
食行動質問票で **E**タイプの人は	一口の噛む回数を増やして、食べる量を1割減らそう
食行動質問票で **F**タイプの人は	菓子パン、ジャンクフードを食べる回数を1割減らそう
食行動質問票で **G**タイプの人は	間食・夜食の量を1割減らそう

Daily -100g diet

「ダイエットにNG」な食べ物はない

みなさんは「ダイエット外来」にどんなイメージを持っていますか？

「あれも食べちゃダメ、これも食べちゃダメ」「一日○キロカロリーを厳守！」など、いろいろ窮屈なことを言われると思っているのではないでしょうか。

しかし、私は患者さんには**「何を食べてもいいですよ」**と言っています。食べるものについては全くのフリーで、カロリー制限もしていません。

食事指導をしないのは人によって体質が違うので、一概に言えないからです。

私のダイエット外来で患者さんにやってもらうのは、ただ**体重を毎日測って記録すること**と、60ページでも紹介した6つの生活作法を実行することだけです。

①空腹感が出たら食べる
②（空腹かどうか）迷うときは食べない
③お箸を手放した回数を書く
④空腹感が消えたら食べるのをやめる
⑤（空腹感が消えたか）迷ったら食べるのをやめる
⑥残り物はすぐ片づける

こう話すと「信じられない！」と誰もが驚きますが、実際に患者さんたちはアイスクリームやチョコレートを食べても、おもしろいようにやせていきます。

空腹感を正常に戻す

なぜ食事指導をせずに患者さんをやせさせることができるのか。それは私が「空腹スイッチを正常に戻す」指導をしているからです。

患者さんの多くは、空腹を感じていないのに気を紛らわせるために何かを食べてしまい、結果として太っています。
体重の記録と6つのルールを実行していると空腹感が正常に戻り、お腹が空いたときだけ食べるようになります。これはいわば、**空腹スイッチを正常化している**ということ。そうすると自然と食事の量が減り、勝手にやせていきます。しかも苦しみは一切ありません。

世の中にはダイエット情報が溢れ、私もダイエットに関する本を17冊も出していますし（2019年7月現在）、この本でもダイエットのテクニックをたくさんご紹介しています。しかしそれらを効果的に使うためには、ベースとして「空腹感を正常に戻す」ことが不可欠です。

Point

○ 空腹スイッチを正常化すれば、好きなものを食べても自然とやせていく

工藤式ダイエットの基本ルール

体重を記録する（1日100gのダイエットを心がけて!）

＋

① 空腹感が出たら食べる

② （空腹かどうか）迷うときは食べない

③ お箸を手放した回数を書く

④ 空腹感が消えたら食べるのをやめる

⑤ （空腹感が消えたか）迷ったら
食べるのをやめる

⑥ 残り物はすぐ片づける

⬇

空腹スイッチが正常に戻る!

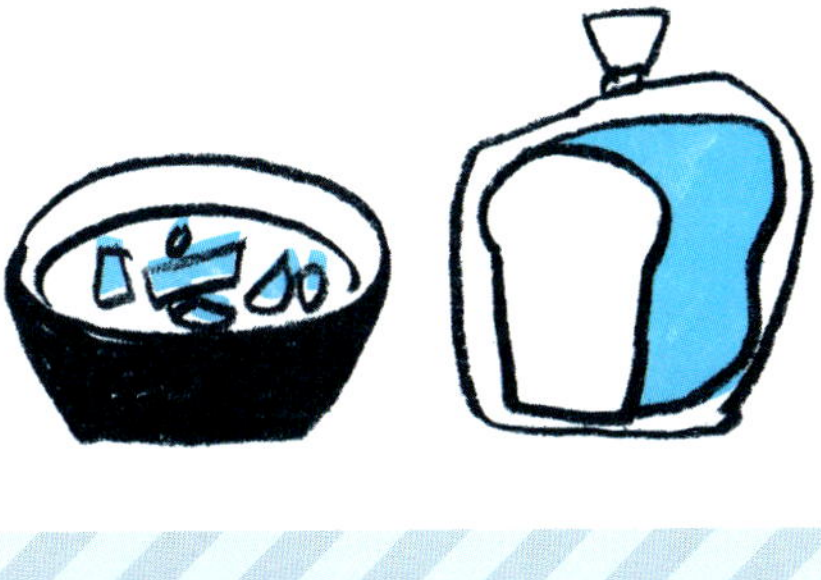

Daily -100g diet

やせるには、食べるのを「待つ」だけでいい

あなたはちゃんとお腹が空いてから食事をしていますか？

当たり前のことのようですが、太っている人は意外とお腹が空いていないのに何かを食べてしまうことが多いのです。

「お腹が空いた状態」とは、お腹が「グ〜ッ」と鳴るときです。これは「空腹期収縮」といい、**十二指腸から分泌されるホルモンによって胃が収縮し、胃の中にある食べ物の残りかすを掃除している状態**です。

それなのに、お腹が鳴ってすぐに食べるとせっかくの掃除が中断されてしまうので、お腹が「グ〜ッ」と鳴ってから、少し時間を置いて食べることが大切です。

また、太っている人はたいてい「早食い」です。

私たちが満腹感を感じるのは、食事をして糖質が分解され、血糖値が上がって脳の満腹中枢が刺激されたときです。

しかし満腹中枢に刺激が入るまでは20分ほどかかるため、早食いの人はその間に食べすぎてしまいます。ですから**食べすぎを防ぎたいならゆっくりと食べることが有効**です。

とはいえ、すでに早食いのクセがついている人はなかなかゆっくり食べることができないようです。

そこで私は患者さんに

「一口食べたらいったん箸を置いてください」

とアドバイスしています。箸を置くと同時に茶碗もテーブルに一旦戻し、背すじを伸ばし、ゆっくりと30回噛んで食事を味わうことに集中してください。

食べ続けることをストップし、味わう態勢にシフトしたことを脳がキャッチすると、早く空腹感を満たそうとする衝動をコントロールすることができます。

食事の前に「いただきます」と手を合わせることも、食べる行為に間をおくことができるので早食い防止につながります。

「ダラダラ食い」も太るモト

減量するならゆっくり食べることをおすすめしていますが、ダラダラと食べていいというわけではありません。実は食べ始めてから30分以上経つと消化が進み、胃の中にスペースができて「まだまだ食べられる♡」と脳に信号が送られてしまいます。その結果、やはり食べすぎてしまうのです。

太っている人は「早食いで大食い」か「ダラダラ食べで大食い」か、どちらかのパターンに当てはまることがほとんどです。

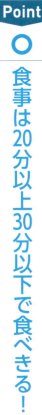

Point

○ 食事は20分以上30分以下で食べきる！

工藤式ダイエット　待つテクニック

一口食べたら
箸を置く

食べ物を
口に入れたら
よく噛む
（できれば30回!）

重ね食い
（お腹が空いて
いないのに食べる）
をしない

20分以上、
30分以下で
食べる

グ～ッと
お腹が鳴ったら
間を置いて
食べる

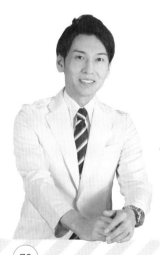

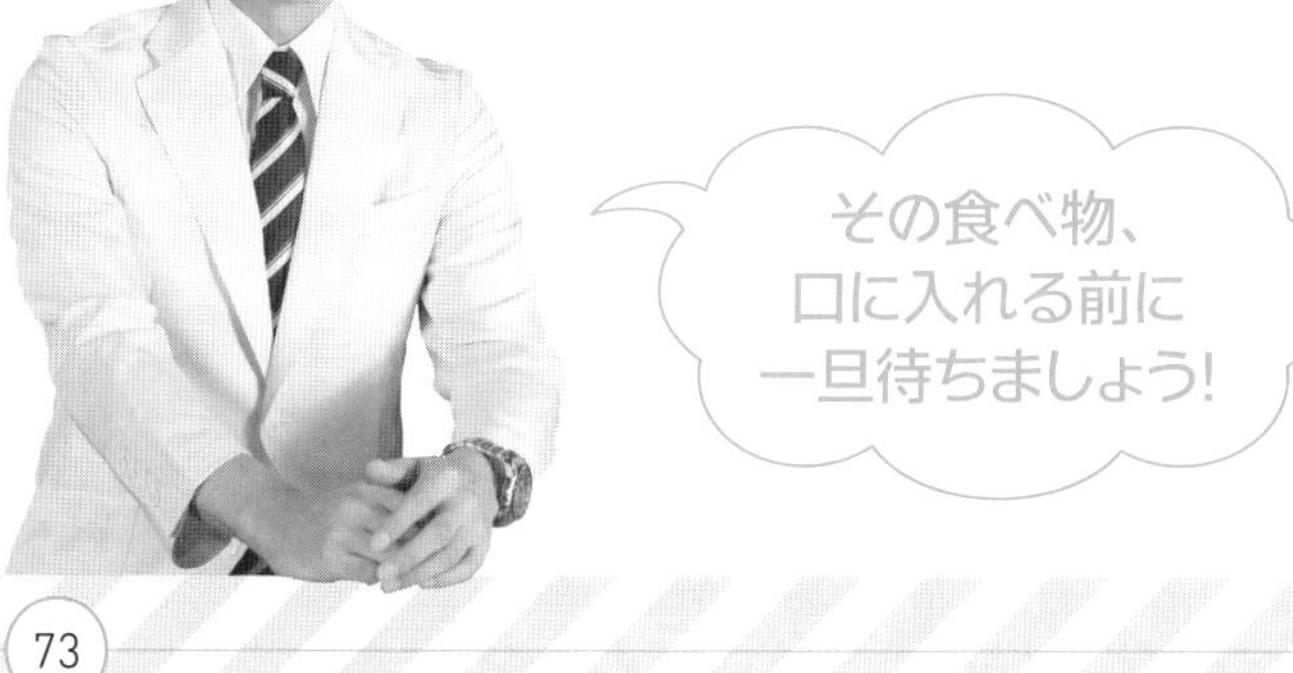
その食べ物、
口に入れる前に
一旦待ちましょう!

Daily -100g diet

「水を飲んでも太る」はあり得ない

ダイエット外来で診察をしていると、「私、水を飲んでも太るんです！」と訴える患者さんにしばしば出会います。

最初に断言しますが、**水を飲んでも太るということは絶対にありません。**

太るメカニズムは、

摂取量（食べた量）＞消費量（使った量）＝太る

摂取量（食べた量）＜消費量（使った量）＝やせる

という、とてもシンプルな計算式で成り立っています。

もしあなたが太っているなら、消費量よりも摂取量のエネルギーが上回り、余った糖質や脂質が脂肪として体内に蓄積されているからです。

一方、水にはカロリーがありません。

ですから「カロリーのない水を飲んで太る」ということはあり得ないのです。水をたくさん飲むと一時的に体重は増えますが、代謝が正常なら飲んだ水は数時間で汗や尿として排出されます。だから体重は戻るはずです。

そんなはずはないのに、「水を飲んでも太る」とつい思い込んでしまう。そんな、ダイエットや体重、体質に関して誤った思い込みをしている状態は、**「認知のゆがみ」**があると医学的には判断できます。

認知のゆがみを正せば、誰でもやせられる！

肥満に対する「認知のゆがみ」は、ほかにもたくさんあります。

たとえば「体にいいとされている食べ物なら、多めに食べてもかまわない」。

そんなワケ、ありません！

どんな食べ物であっても、適量を食べることが大切です。特定の食べ物に偏ると栄養のバランスが崩れ、かえって健康を損ねたりやせにくくなったりすることがよくあります。

あるいは「スイーツやポテチを食べたら、ごはんを減らせばチャラになる」。医学的に完璧に間違いです。スイーツやスナック菓子は栄養的には、ほぼゼロの〝ジャンク（がらくた）フード〟。食物繊維、ビタミン、ミネラル、タンパク質、脂質などの栄養素が含まれるごはんと交換はできません。

こうした「認知のゆがみ」は、太るメカニズムを正しく理解すれば解消します。そして認知のゆがみを正せれば、誰でも自然とやせていきます。

Point

○

水はノンカロリー。水で太る人間はいない

ダイエットにありがちな他の「認知のゆがみ」

・運動しないから太る!

➡ 運動不足では太りません（→133ページ）

・食べていないのに太る!

➡ 絶対、食べています!
食事記録をつけましょう（→78ページ）

・お菓子をやめたのにやせない!

➡ 果物でも太るし、お菓子をやめた分食事を
増やしても太ります（→114ページ・118ページ）

・甘いものを摂っていないのに太る!

➡ 野菜ジュースやカロリーゼロ飲料にも
カロリーは含まれます（→126ページ）

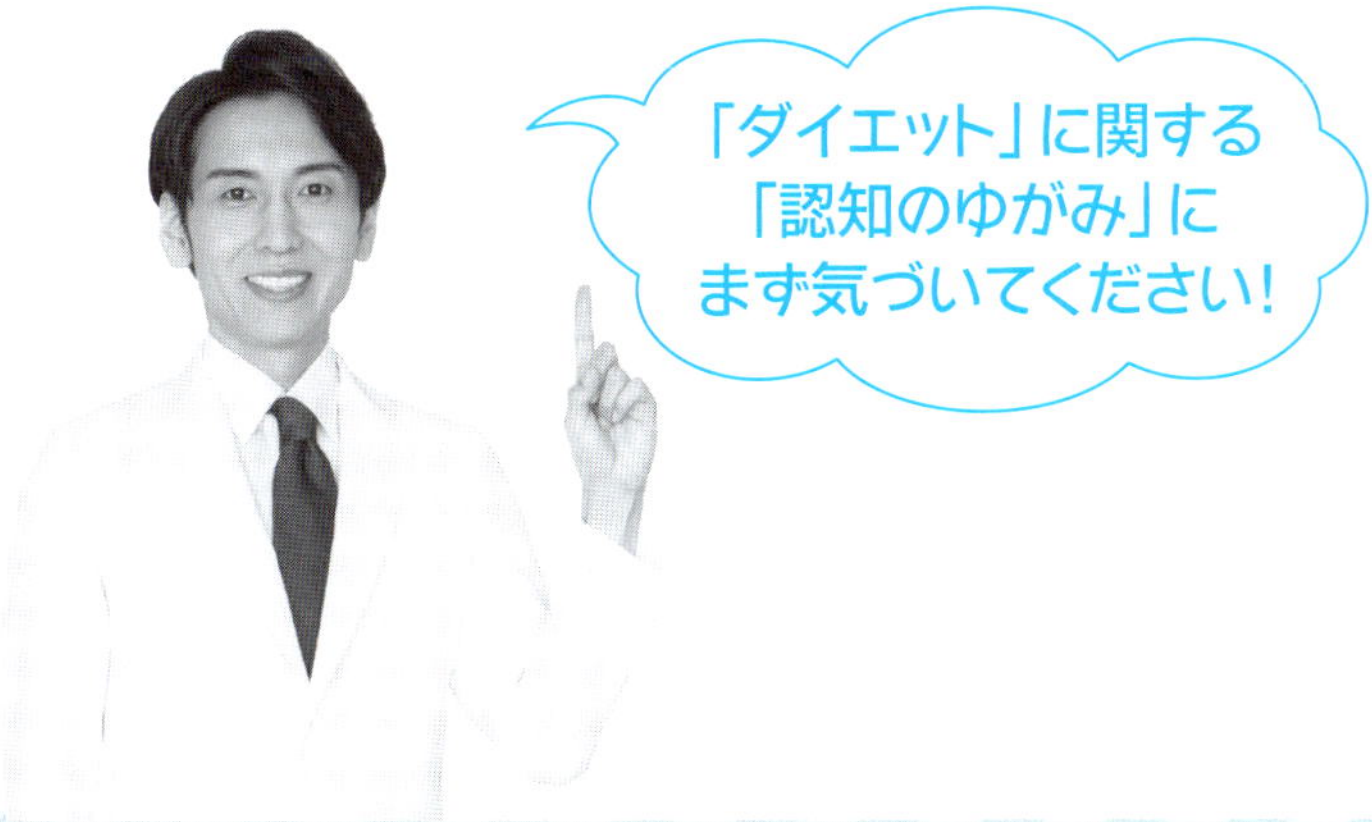
「ダイエット」に関する
「認知のゆがみ」に
まず気づいてください!

Daily -100g diet

「食べてないのに太る」もあり得ない

「食べていないのに太る」も、太っている人の口癖です。

しかし、私たちがなぜ太るのかというと

摂取量（食べた量）＞消費量（使った量）＝太る

という計算式が成り立っているからにほかなりません。

つまり、「食べていないのに太る」ということは、あり得ないのです。

もしそう言う人がいたら、無意識のうちに食べていて、本人がそれに気づいていないだけです。

体重を維持できている時点で、その分絶対に何か食べています！

私はダイエット外来でこれまでのべ10万人ほどの患者さんを診てきました。

その経験を通して得た一つの結論が「この世にやせの大食いはいるけれど、デブの小食はいない」ということです。

身もふたもない話ですが、太っている人は全員食べすぎています。

同僚のおみやげを断れるか!?

太っている人に共通する食事の特徴として「重ね食い」があります。お腹が空いていないのに「時間になったから」「もったいないから」などと言ってさらに食べてしまうのです。

一方やせている人は、ごはんを食べる時間にちゃんとお腹を空かしています。だから1日3食食べても太らないのです。

たとえば、会社の同僚が旅行のおみやげのおまんじゅうを配っていたとしましょう。

太っている人は「断るのが申し訳ないから」という言い訳をしつつ、食べたいという欲望に負けてもらってしまいます。場合によっては、あまった分まで。

やせている人は「おなかいっぱいだから大丈夫です」「今いらないです」と爽やかに、しかしきっぱりと断ります。するとちょうど夕食くらいにお腹が減り、タイミングよく食事ができるのです。

「やせの大食い」は、普段は節制している

「やせの大食い」の人が、つね日頃からドカ食いしているのかというと、そんなことはありません。

普段は食べすぎないように残していたり、意外とストイックに節制しています。その分飲み会やパーティーで楽しもうとするので、たくさん食べたり飲んだりし、周囲からは「やせの大食い」に見えるのです。

反対に太っている人は、人前ではあまり食べません。大食いしているところを人に見られて「じゃけん、太るったい（だから太るんだよ）」とか言われたくないからです。僕は元デブなのでよくわかります。カッコ悪いじゃないです

か。その分、飲み会の帰りにコンビニに寄って、甘いものやパンなどをたくさん買い、家で食べてストレスを発散させています。

やっぱりあなたは食べすぎているのです。

Dr.工藤のビフォーアフター

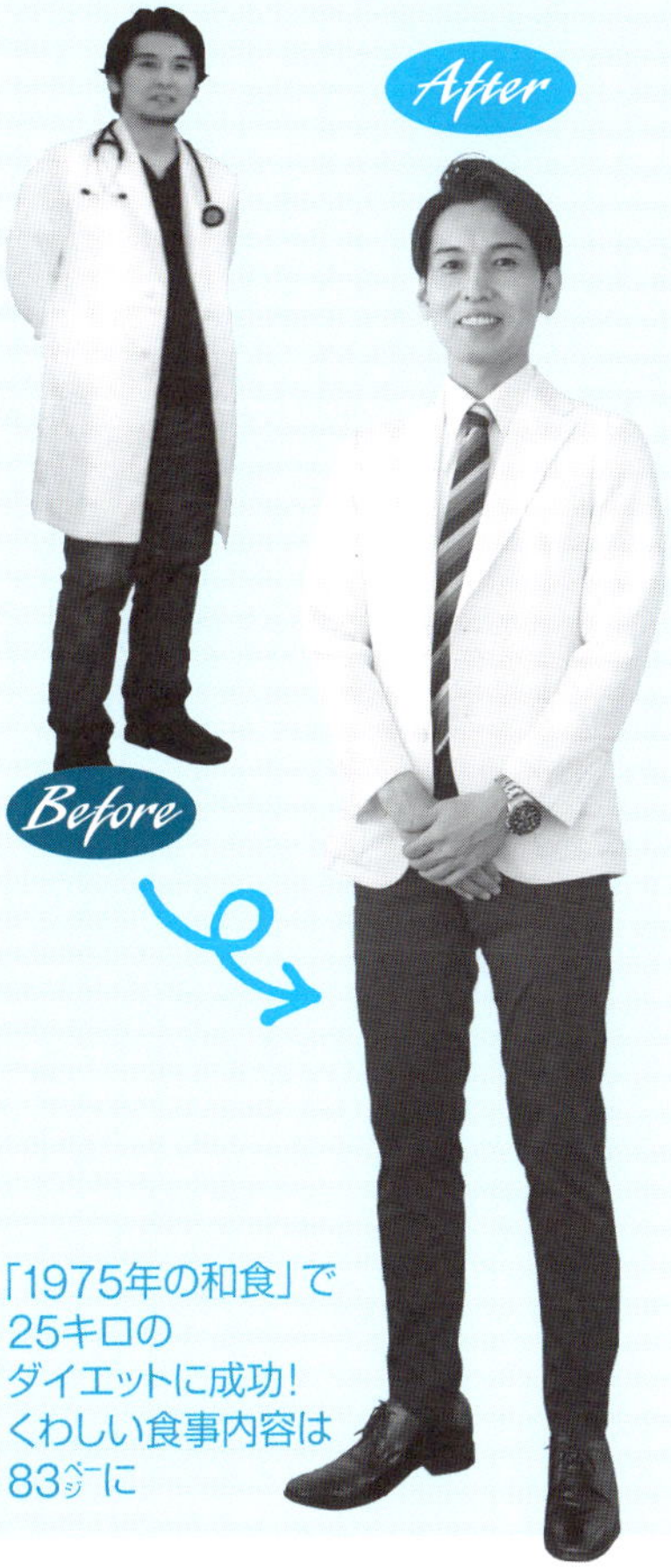

「1975年の和食」で
25キロの
ダイエットに成功！
くわしい食事内容は
83ページに

自分だけは違う、と思うなら、食事記録をつけてみてください。58〜59ページに掲載の体重グラフに、毎日の食事内容も書き込みましょう。そして3回の食事の量は適正か（1日の摂取カロリーが、必要量を上回っていないか。必要量の計算は84〜85ページを参照）、間食はしていないかを見直してください。かならず、あなたの太る原因がひそんでいるはずです。

そのことを素直に認められたら、ダイエットは半分成功したようなものです。

Point

✕「小食なのに太るんです」

○太っているなら、必ず何か食べている

25kgやせた！ Dr.工藤の食事 ビフォーアフター

太っていた頃の食事は……？

朝 食：おにぎり弁当、からあげくん、カフェオレ
昼 食：U.F.O（焼きそば）、菓子パン
おやつ：板チョコ2つ
夕 食：ビール、チキン南蛮弁当、菓子パン
夜 食：スナック菓子

大学病院で働いていて、激務だった頃。典型的な「ストレス食い」で、市販のカロリーが高いお弁当やジャンクフード、スナック菓子を食べまくっていました。

やせてからの食事は……？

朝 食：スクランブルエッグ、しらす納豆、
ワカメとオクラのみそ汁、ごはん
昼 食：きのこ入りペペロンチーノ、ほうれん草のごま和え、
ベーコンのトマトスープ
おやつ：緑茶コーヒーやおからパウダーヨーグルト
夕 食：イワシの梅煮、なめこ納豆、
大根としいたけのみそ汁、ごはん

だしをきかせた汁物と低カロリーの和食に、洋食をちりばめた「1975年の和食」を意識した食事に変更。ある程度の量を食べていますが、摂取カロリーが抑えられるので、自然と体重が維持できています。

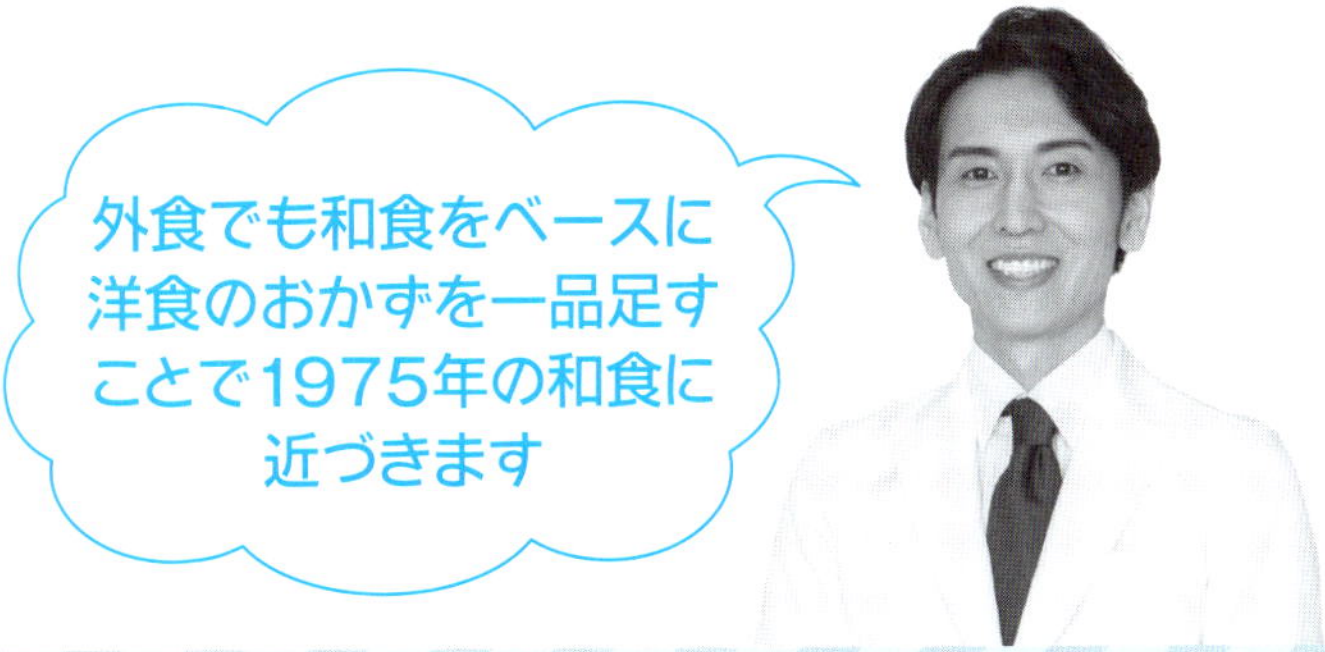
外食でも和食をベースに洋食のおかずを一品足すことで1975年の和食に近づきます

36歳男性なら、
基礎代謝基準値22.3 × 参照体重68.5 ＝ 約1530kcalです。

②身体活動レベル

身体活動レベルとは、1日あたりの総エネルギー消費量を1日あたりの基礎代謝量で割った指標です。以下の表で確認してください。

身体活動レベル		
レベルⅠ（低い）	レベルⅡ（ふつう）	レベルⅢ（高い）
生活の大部分が座位で、静的な活動が中心の場合	座位中心の仕事だが、職場内での移動や立位での作業・接客等、あるいは通勤・買物・家事、軽いスポーツ等のいずれかを含む場合	移動や立位の多い仕事への従事者。あるいは、スポーツなど余暇における活発な運動習慣をもっている場合

年齢	レベルⅠ（低い）	レベルⅡ（ふつう）	レベルⅢ（高い）
15～17歳	1.55	1.75	1.95
18～29歳	1.50	1.75	2.00
30～49歳	1.50	1.75	2.00
50～69歳	1.50	1.75	2.00
70歳以上	1.45	1.70	1.95

36歳男性で事務仕事なら、身体活動レベルは1.50です。
そのため、1日の必要なカロリー量は
1530 × 1.50 ＝ 2295kcal です。
摂取カロリーが2295kcalを下回れば体重が減っていきます。

1日の必要なカロリー量の求め方

推定カロリー必要量の計算式
①基礎代謝量（kcal/日）×②身体活動レベル

①基礎代謝量の求め方

基礎代謝基準値（kcal/kg体重/日）× 参照体重（kg）

基礎代謝基準値は、体重1kgあたりの基礎代謝量の代表値です。参照体重は、該当年齢の平均的な体重です。以下の図を参考に、基礎代謝量を求めてみてください。

男性			
年齢	基礎代謝基準値（kcal/kg体重/日）	参照体重（kg）	基礎代謝量（kcal/日）
15〜17歳	27.0	59.7	1610
18〜29歳	24.0	63.2	1520
30〜49歳	22.3	68.5	1530
50〜69歳	21.5	65.3	1400
70歳以上	21.5	60.0	1290

女性			
年齢	基礎代謝基準値（kcal/kg体重/日）	参照体重（kg）	基礎代謝量（kcal/日）
15〜17歳	25.3	51.9	1310
18〜29歳	22.1	50.0	1110
30〜49歳	21.7	53.1	1150
50〜69歳	20.7	53.0	1110
70歳以上	20.7	49.5	1020

Daily -100g diet

「ごはん」では太らない！

「ごはん＝太る」というイメージを持つ人も多いですね。

でも、これは誤りです。

ごはんはパンに比べて満足感があるし、おだやかに吸収されるため、むしろ太りにくい体質になります。


ごはんとパンの１００グラム当たりのカロリーを比較してみると、ごはんが１６８キロカロリーであるのに対し、食パンは２６４キロカロリー、バターを使ったクロワッサンは４４８キロカロリーです。ごはん中心の食生活のほうが、カロリー的にはパン中心よりも低くなります。

また、脂質や塩分が含まれる量にも注目してみましょう。

ごはんが米と水だけでできているのに対し、パンは小麦粉にバターやマーガリン、ショートニング、塩、砂糖などを混ぜてつくりますから、当然パンのほうが脂質や塩分の量が多くなっているのです。

さらに腹もちがいいのも、ごはんのメリットです。

パンや麺類は、小麦粉や強力粉、そば粉などからつくられています。これらの原料は穀物を粉状にしたものです。

一方、ごはんは、米の粒をそのまま食べています。

そのため、ごはんはパンや麺類に比べて消化に時間がかかるからお腹がすきにくく、血糖値も穏やかに上昇していくというわけです。

こうして考えると、「ごはん＝太る」どころか「ごはん＝ダイエットの味方」だとわかります。

Point

✕ お腹が空いたらパンを食べる
○ ごはんは最強の主食

とぐのも炊くのも手間、太りやすそうなどのイメージがあるかもしれませんが、だからといって手軽に食べられるパンばかり食べていると、「デブ」まっしぐらです。

残念ながら、日本人の米の消費量はここ数十年間、右肩下がりになっています。１９６０年には１人年間約１１５キロの米を食べていたのに対し、２００４年には約61キロと激減してしまいました。一方、総務省の「家計調査」によると、家庭でのパンの購入額が、２０１１年には米を上回ったとのことです。

リメンバー、ごはん！

ダイエットに成功したいなら、パンよりもごはんがおすすめです。

ごはんとパンのカロリーの違い

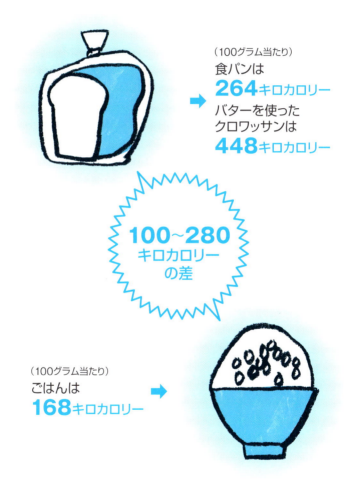

（100グラム当たり）
食パンは
264キロカロリー
バターを使った
クロワッサンは
448キロカロリー

100～280キロカロリーの差

（100グラム当たり）
ごはんは
168キロカロリー

Daily -100g diet

シメのラーメンより「ごはん」がベスト！

私が気になるのは、**ごはんは厳しく制限しているのに、小麦粉に関してはゆるいダイエッター**です。たとえばダイエットのため、ごはんは控えているんですよと言いながら、「飲んだ後は別」と言ってシメのラーメンを食べるおじさん。まさか、あなたも身に覚えがあるのではないですか？

私としては、**パンやラーメンなど小麦粉のものを食べるくらいなら、ぜひぜひごはんを食べてください**、と声を大にして言いたいのです。前項でもパン中心よりごはん中心にしたほうが摂取カロリー的に低くなると書きましたが、それ以外にもごはんを勧める理由はあります。

ひとつには、「日本人は昔からお米をたくさん食べていた」ということ。江戸時代の町人は白米を食べすぎて脚気になったと言われていますが、江戸時代の町人が糖尿病になった、太りすぎだったとは聞きませんよね？　日本人は、白米で太りすぎたり生活習慣病になったりはしないのです。

また、シメのラーメンはなぜ食べたくなるんだと思いますか？

それは単純で、「飲んでいる最中に炭水化物をとらないから」です。

炭水化物は水と結びついて胃の中で膨れますし、血糖値を上げます。血糖値の乱高下が起きると身体に悪いので、炭水化物をカットしようというのが糖質制限です。でも、**人間は炭水化物を欲するので、とらなければ欲しくなってしまう**のです。

飲んでいる間我慢しても、結局ラーメンを食べるのでは意味がありません。それくらいなら、**お酒を飲みながらおにぎり1個程度をとっておいたほうが身体にもよく、やせやすい**といえます。

玄米はもちろんいいけれど……

ごはんの話題が出るとたいがい「玄米にしたほうがいいですか？」と聞かれます。もちろん、ダイエット的にも健康という意味でも玄米にするに越したことはありません。実は、**玄米は、内臓脂肪が増えると減ってしまうやせホルモン、アディポネクチンを増やしてくれる食材**でもあるのです！

しかし、私は「我慢したり無理したりして続けるのでは意味がない」と思います。本当は白米が食べたいのに我慢して玄米を食べる。そんなやり方はいつか必ず挫折します。玄米が食べたくて、炊くのも苦にならなければ食べればいいのですが、そうでなければ無理して食べる必要はありません。

Point

✕ 無理して玄米を食べる

〇 ラーメンを食べるくらいならおにぎりを食べる

ラーメンとおにぎりのカロリー

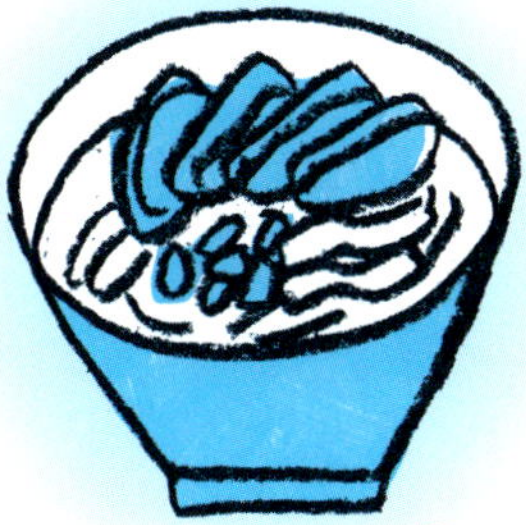

➡ 醤油ラーメン1杯は
約**400**キロカロリー
とんこつや
味噌ラーメン1杯は
約**500**キロカロリー

200~300
キロカロリー
の差

おにぎり1個は
100~200 ➡
キロカロリー

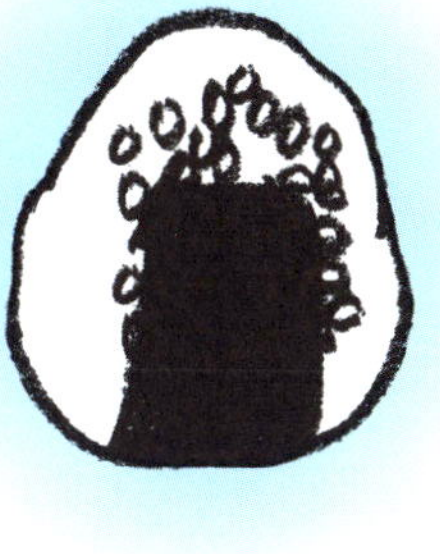

Daily -100g diet

「1975年の和食」でやせる！

今より45年ほど前。ちょうど『ちびまる子ちゃん』の舞台となった時代、日本人の男性が現代よりもずっとスリムだったとしたら、あなたは驚きますか。

しかしこれは本当の話です。1975年、つまり昭和50年は戦後30年経って高度成長期がひと段落し、日本が経済的に安定した時期にあたります。

この頃「肥満」にあたる人は成人男性の約17%。平成17年は約30%です。1975年の日本人の男性は今よりもかなりスリムでした。

実際、40代男性のBMI値の平均も、75年＝22・4、90年＝23・3、05年＝24・4と上昇し続けています。

もっとも病気にかかりにくいとされているBMI値は22ですから、1975

年の男性はスリムな上に健康的でもあったのです。

それを支えていたのは、「当時の平均的な日本人が食べていた食事」にありました。

東北大学の都築毅准教授（食品機能学）らの研究チームは、厚生労働省の資料を基に1960（昭和35）年から2005（平成17）年までの日本人の食事を調査し、最も健康効果が高く、老化を遅らせ、肥満を抑える効果が高いものは1975年の和食であることを突き止めました。

つまり1960年でも1990年でもない、「1975年の和食」こそ、ストレスの軽減　運動機能向上、肥満の改善、悪玉コレステロールの低下、血糖値の低下、認知症の予防が医学的に認められた〝スーパー食〟なのです。

「1975年食」は男性向けだけではありません。シミ、しわ、肌の老化を防ぐ、女性にとっても嬉しいアンチエイジングの効果もあります。

なぜ、1975年の和食がいいのか

1975年の食卓は、ちょうど食の欧米化のはしりで、昔ながらの和食に洋食が〝ちょっと〟取り入れられていました。

一汁三菜を基本とする日本の伝統的な和食は、魚介類や大豆、果物、海藻、緑茶など、食物繊維やポリフェノールが多く、うま味を使うことによって動物性油脂の摂取を抑えられるのが特徴です。ただ、食材の少なさが欠点でした。

その欠点を〝ちょっと〟洋食を加えることで補っているのが「1975年食」。肉類など食材が多くなり、卵などの摂取量も増え、絶妙に理想的な栄養バランスを実現させ、肥満防止や長寿につながっていたのです。

Point

✕ とにかく和食がいい

○ いいとこどりの「1975年の和食」がベスト

1975年の食卓10カ条

❶ 少しずついろいろなものを食べる
❷ 洋食も“ちょっと”取り入れる
❸ 豆類を多く摂る
❹ 1日に1～2個卵を食べる
❺ ごはんを食べる
❻ 1日2杯の味噌汁
❼ 魚は毎日、肉は一日おき
❽ 調理は「煮る」がベスト
❾ 食後に果物を
❿ 海藻類は多めに摂る

昭和50年の家庭食の献立表

主食	主菜	副菜	汁物
ごはん 焼きそば チャーハン トースト サンドウィッチ 丼物 など	煮魚·焼き魚·刺身 オムレツ等のたまご料理 クリームシチュー·ハンバーグ等の洋食おかず おからの炒り煮·筑前煮等の煮物 あさりとキャベツの酒蒸し アジの南蛮漬け等の揚げ物 ナスのそぼろ炒め など	ひじき 紅白なます 納豆 サラダ 野菜の和え物 味噌田楽 など	みそ汁 すまし汁 野菜スープ コンソメスープ など

伝統的な和食に、洋食の主食や主菜を組み合わせましょう

Daily -100g diet

「ベジファースト」はもう古い！

「やせる食べ方」としてすでに定着しているのが、**「ベジファースト」**です。

ベジファーストとは、

野菜（食物繊維）→肉・魚などのメイン（タンパク質）→ごはん・パンなどの主食（炭水化物／糖質）

という順番に食べる方法。野菜から食べるということで「ベジファースト」と呼ばれています。**「脂肪蓄積の原因となる血糖値をコントロールする」ことを目指した食べ方**です。

血糖値のしくみについて、もう一度おさらいしておきましょう。

白米、パン、麺類などの炭水化物には、体に蓄積されやすい糖質が多く含まれているため、まだ空腹である食事の最初の段階で炭水化物をたっぷり食べると血管内に糖が一気に取り込まれ、血糖値が急上昇します。

すると血糖値を下げるためにすい臓からインスリンが分泌され、その作用によって血糖値が急激に下がると、今度は強い空腹感が起こります。

その空腹感を満たすために、素早く血糖値を上げてくれる甘いものが強烈に食べたくなってしまう。甘いものを食べるとまた血糖値が急上昇して……という、負のスパイラルに陥ってしまうのです。

そこで登場したのが、ベジファーストです。**野菜に多く含まれる食物繊維を食事の最初に食べることで、糖質の吸収を抑え、食後の血糖値の上昇を緩やかにしよう**というのです。

しかし、ベジファーストは糖質だけではなく健康な体を作るうえで欠かせない、タンパク質、脂質、ビタミン、ミネラルなどの吸収も阻害してしまうのではないかと懸念されています。

つまり**ベジファーストは、体重を落とすことができたとしても、心身の健康を損ねてしまう可能性がある**のです。

「ベジファースト」はメリットも多く、もちろん完全否定するわけではありません。しかし、現在はさらに研究が進み、次項で述べるようなより良い方法が新しく見つかっています。

このように「良い」とされていたダイエット法も、必ずしも不変ではありません。あなたのダイエット常識もどんどん刷新し、最新のテクニックを自分の体質に合うか試してみることが大切です。

Point
✕ どんなときでもベジファーストが一番！

血糖値が上がる負のスパイラル

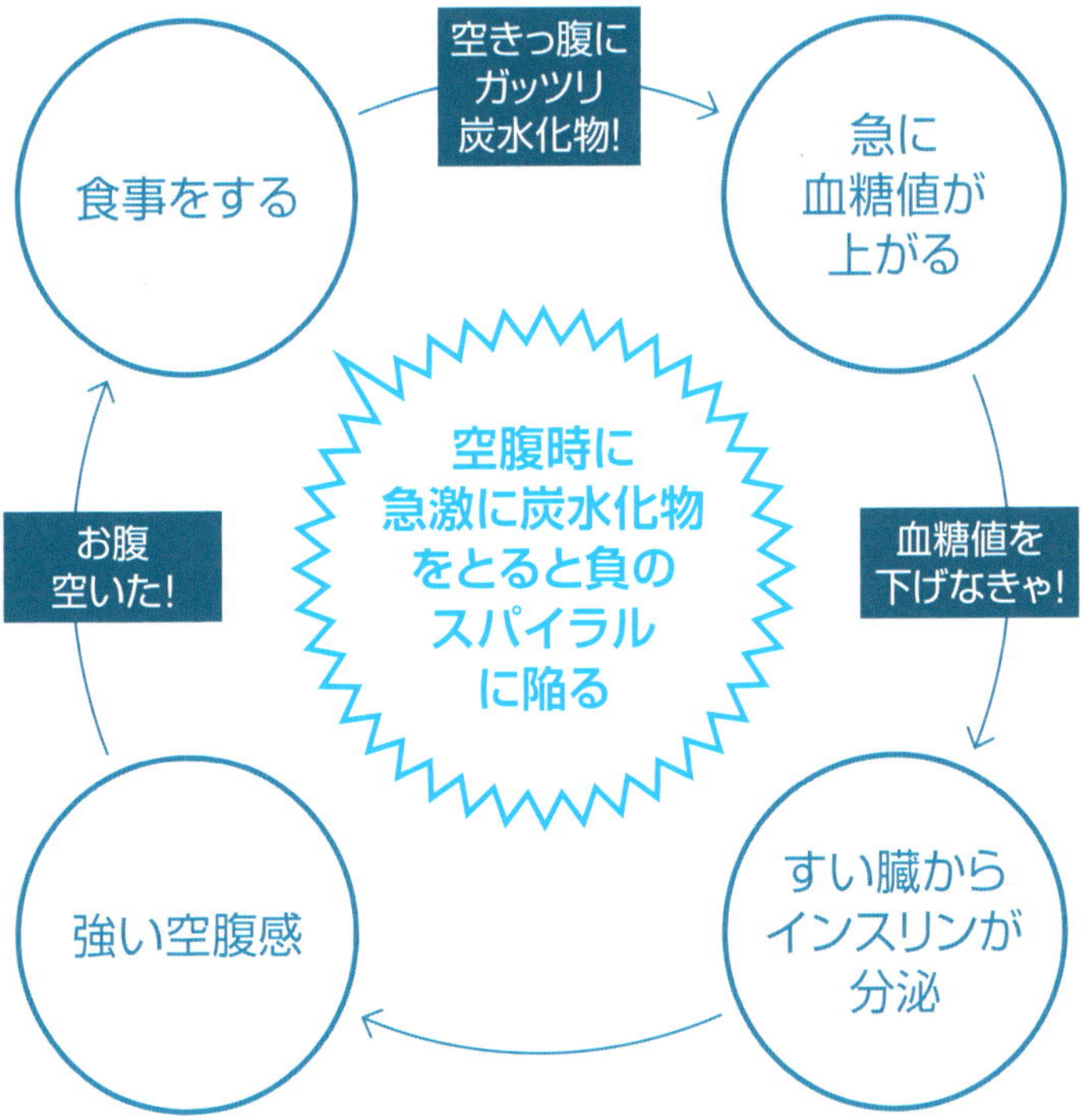

Daily -100g diet

「ミートファースト」でやせて健康に

現在、ベジファーストに代わる新しい食べ方が注目を集めています。
それが「ミートファースト」です！

「ミートファースト」とは、
肉・魚などのメイン（タンパク質）↓野菜（食物繊維）↓ごはん・パンなどの主食（炭水化物／糖質）
の順番で食べていく方法です。要はベジファーストの野菜とメインの順番が入れ替わった食べ方と覚えてください。

メインの料理が肉ではなく、魚や豆腐などのタンパク質であるときも、「プロテイン（タンパク質）ファースト、カーボ（糖質）ラスト」の順番に変わりはありません。そして最後のひと口は自分の好きなもので終わること。これで食事の満足感が高まり、食べすぎを防げます。

糖質制限でやせるのは、実はタンパク質の摂取量が増えたせい

ではなぜミートファーストがダイエットに効果的なのでしょうか。

ワシントン大学で行われた研究によると、19人の被験者に高タンパク質食（総カロリーの30％がタンパク質）を12週にわたって食べさせたところ、1日の摂取カロリーは平均で441キロカロリー減り、体重も5キロ減ったという結果が得られました。

さらにマーストリヒト大学での研究では、高タンパク質食はダイエット中の飢餓反応を弱めることがわかったとしています。つまり**高タンパク質食なら、ダイエット中の大敵である空腹感をあまり感じずにやせることができる**のです。

近年、カロリー制限ダイエットに代わって多くの人が実践している糖質制限ダイエットも、実は肉の摂取量が増えたことによる効果が大きいことがわかっています。

ただし、ミートファーストといっても、野菜をまったく食べないということではありません。肉類ばかりの食事に偏らないように、野菜もバランスよく食べましょう。また、白米、パン、麺類など主食の量は少なめにしてください。

Point

○

肉を食べてタンパク質を補えば、空腹を感じずにラクヤセできる

ミートファーストダイエットのやり方

- 肉の分量は1食につき、手のひら1個分が目安

- 肉だけでなく、魚、卵、大豆製品などからもタンパク質を摂る

- 肉・魚などのメイン（タンパク質）→
野菜（食物繊維）→
ごはん・パンなどの主食（炭水化物）
の順番で食べる

- 肉を食べるタイミングは、
朝食 → 昼食 → 夕食の順番がベスト。
肉は消化・吸収に時間がかかるため、
できるだけ朝食か昼食に
食べてしまうとよいでしょう。

- 夜にたんぱく質を食べるなら、
豆腐、白身魚、鶏のささみなど、
消化の良い食材がおすすめです。

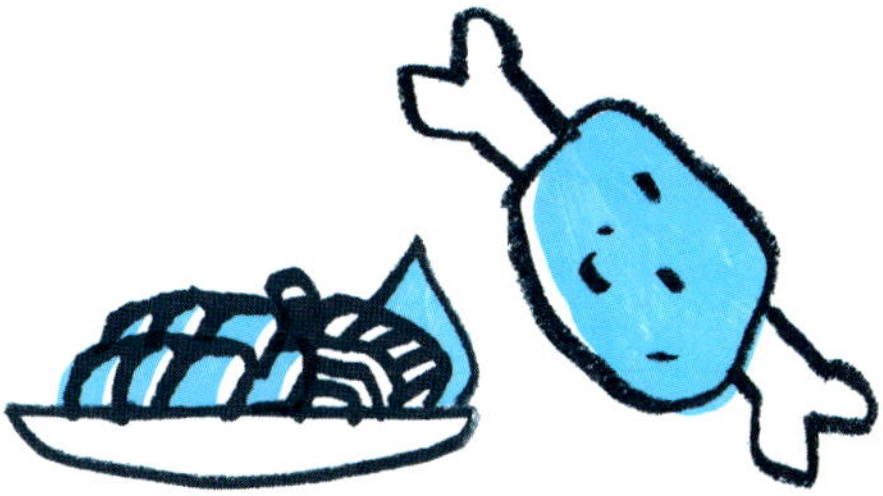

Daily -100g diet

健康・美容のためにぜひとりたい「油」がある

読者の皆さんは、「油」についてどんなイメージでしょうか？　内臓脂肪が気になるので、摂取量を減らすべきだと思い込んでいる方も多いかもしれません。しかし、**やせたい、美しくなりたい方にこそ、ぜひとってもらいたい油があるのです。**

それは「オメガ3脂肪酸」が多い油です。

油はいろいろな種類の「脂肪酸」がブレンドされてできているのですが、どの種類の脂肪酸が多いかで、大きく4つのグループに分けることができます。

1：バターや牛肉など「飽和脂肪酸」が多いグループ

2：オリーブオイルなど「オメガ9脂肪酸」が多いグループ
3：大豆油やコーン油など、「オメガ6脂肪酸」が多いグループ
4：魚の油やえごま油など、「オメガ3脂肪酸」が多いグループ

この中で、飽和脂肪酸とオメガ9は体内でつくれるのですが、オメガ6とオメガ3はつくることができません。また、**オメガ3の摂取量が不足すると、心筋梗塞などのリスクが高まる**こともわかっています。

スプーン1杯のオメガ3オイルで健康になる

オメガ3脂肪酸は、魚の油やえごま油、アマニ油、インカインチオイルなどに多く含まれています。魚を食べる量が増やせればベストですが、難しい場合は、**1日の食事に小さじ1杯（約4グラム）を取り入れるのがおすすめ**です。

えごま油やアマニ油は無味無臭、ふだんの料理にかけて、違和感なく食べることができます。私は「ガッテン！」（NHK）で、このオイルを使ったダイ

エットを指導したのですが、ヨーグルトや味噌汁、コーヒー、納豆、野菜のおひたしやサラダなどにかけると食べやすかったようです。また無味無臭なので、そのまま飲むという人もいました。

1日に小さじ1杯の油をとることで、10キロ以上のダイエットに成功した方もいらっしゃいます。中性脂肪や悪玉コレステロールの数値の改善が見られた方も多く、内臓脂肪太りの改善にも効果的です。

ちなみに、この油は光と熱に弱く、酸化しやすいので、加熱調理には向いていません。保管は冷蔵庫などの冷暗所で行い、加熱しないで摂取するようにしてください。また、油はカロリーが高いのでとりすぎるとカロリーオーバーになってしまいます。**1日に小さじ1杯を上限に取り入れる**ようにしてください。

Point

× 油はとってはダメ！

○ オメガ3脂肪酸を含む油を1日に小さじ1杯分とる

まだある！「オメガ3の油」の健康効果

・肌のバリア機能を改善する

アマニ油を12週間摂取したところ、敏感肌や乾燥肌を防ぎ、皮膚の状態が良くなったという研究結果もあります。

・脳を活性化し、認知症を改善

高齢者100人を対象にオメガ3の油を含むDHA含有食品を食べ続けてもらったところ、記憶力が向上したという結果も。

・高齢者のうつ症状を緩和

65歳以上の人40人を対象とした調査で、うつ症状が改善したという報告も。

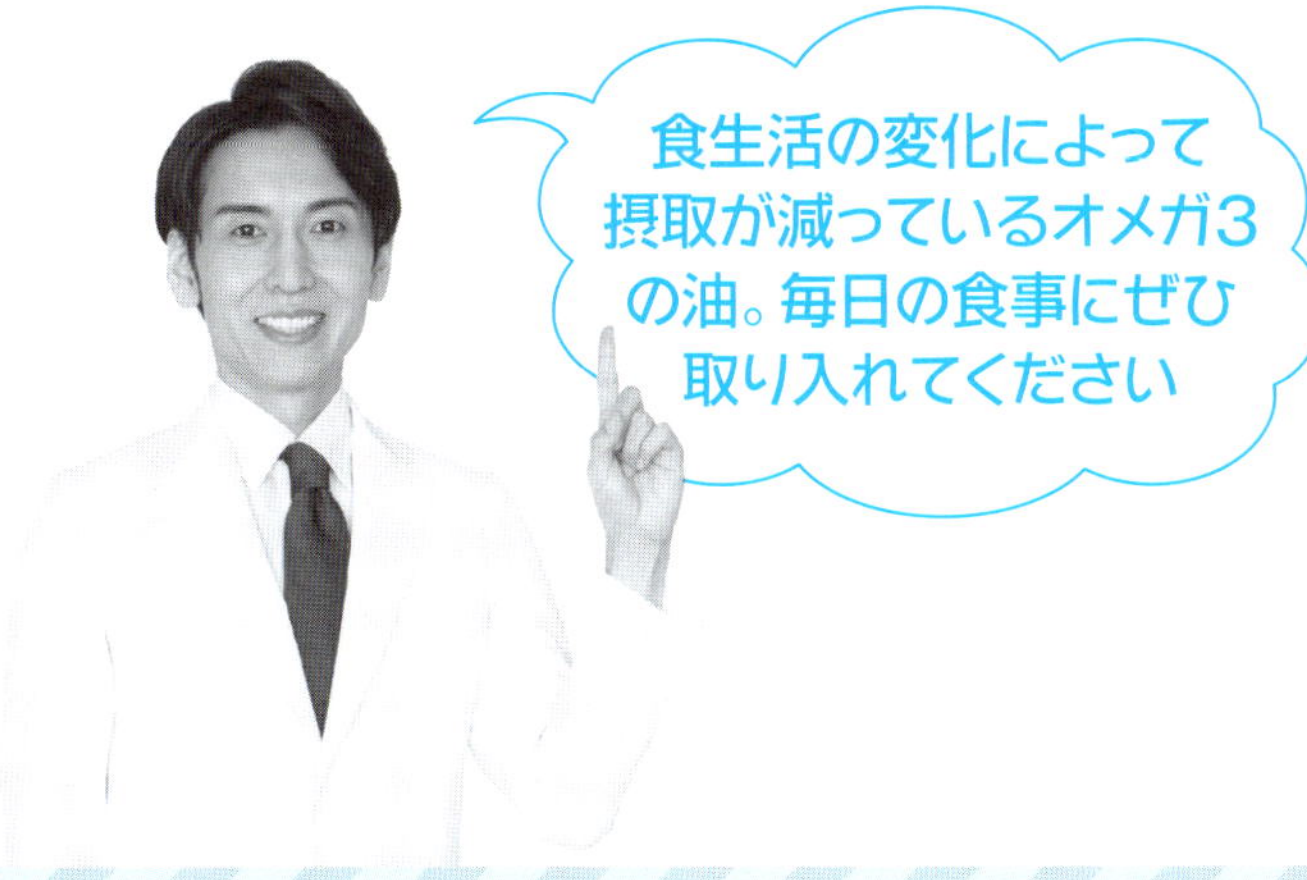
食生活の変化によって摂取が減っているオメガ3の油。毎日の食事にぜひ取り入れてください

Daily -100g diet

ビールの前にノンアルコール

「とりあえずビール！」と注文するのも、やってはいけない糖質ファースト。ビールはのど越しの良さから一気に飲んでしまうので、血糖値が急上昇しがちです。

そこで1杯目は糖質ゼロのノンアルコールビールや炭酸水にして喉の渇きをうるおし、2杯目からはたしなむ程度に飲むようにするとお酒の量が減らせます。

ダイエット中はお酒も我慢したほうがいいのでしょうか。

日本酒やビール、ワインなどの醸造酒には糖質が含まれていますから、大量に飲めばやはり太ります。

それでは、「糖質ゼロの焼酎やウイスキー、ブランデー、ジンなどの蒸留酒なら飲んでも太らないのでは？」と思いますよね。

しかし残念ながら答えは「ノー」。

なぜなら、飲んだ後にお腹が空いてしまうからです。

アルコールを分解するには、体内の糖分が必要です。つまり、お酒を大量に飲めば急激に血糖値が下がり、それによってお腹が空いてしまいます。その結果、ついシメのラーメンや蕎麦、あるいはアイスクリームを食べてしまうので、**やせて健康でいたいなら、やっぱりお酒は飲まないほうがいい**のです。

おつまみはお酒の種類に合わせてこう選ぶ

とはいえ、お酒が飲みたいときはありますよね。

我慢しすぎはよくないので、せめてお酒と相性がいい**おつまみ選びのコツ**を紹介しておきましょう。**基本は糖質の少ない食材を選ぶこと**です。

たとえばビールには食物繊維が豊富でアルコールの分解と糖質代謝を促すビタミンB群が豊富な枝豆、タンパク質が豊富な焼き鳥、血糖値を下げるインスリンと同じ働きをするゴーヤチャンプルーなど。

日本酒には低カロリーかつ高たんぱくなお刺身、ネバネバ成分で糖質の吸収をゆるやかにするオクラのサラダやマグロの山かけ、血糖値の上昇を抑えるお酢や梅干を使った料理を。

ワインには食物繊維が豊富で糖質を燃やしてくれるチーズ、牛肉のたたきなどがおすすめです。

Point

× 1杯目は何はともあれビール！

○ まずノンアルコールビールか炭酸水で喉をうるおす

おつまみ選びのコツ

ビール

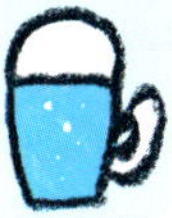

＝

枝豆
焼き鳥
ゴーヤチャンプルー

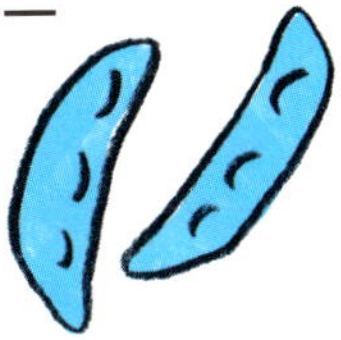

日本酒

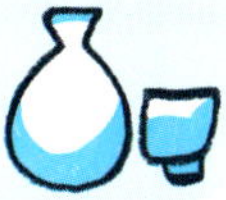

＝

お刺身
オクラ
マグロの山かけ
（酢や梅干しも取り入れる）

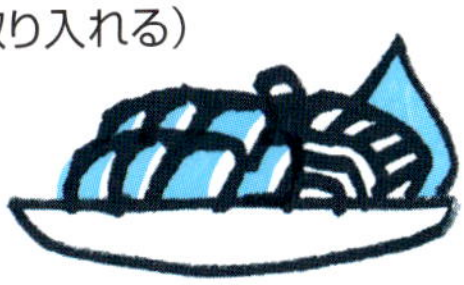

ワイン

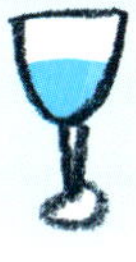

＝

チーズ
牛肉のたたき

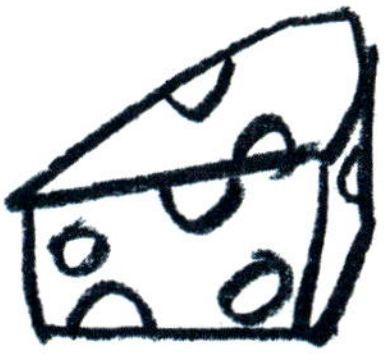

Daily -100g diet

果物を食べるならイチゴ！

「美容と健康に良い」というイメージの果物ですが、実はアルコールと並んで、**脂肪がほとんど入っていないのに脂肪を増やす食材でもあります。**

それは、糖分が多いためです。

果物にはブドウ糖、果糖、ショ糖という3種類の糖が含まれ、それぞれ性質が異なっています。

ブドウ糖は別名「グルコース」とも呼ばれ、人間、動物、植物が活動するためのエネルギーとなる物質。特に脳にとっては唯一のエネルギー源です。

果糖は別名「フルクトース」。果物などに多く含まれ、甘くコクがあるのが特徴。清涼飲料水やスイーツなどの甘みとして利用されています。

そしてショ糖はブドウ糖と果糖が結合したもので、別名「スクロース」。一般的には「砂糖」と呼ばれています。

果糖にはブドウ糖と大きく異なる点があります。ブドウ糖が血液に入ると血糖値が上がるのに対し、果糖では血糖値がほとんど上がりません。「血糖値が上がらないなら好都合じゃない!?」と思いがちですが、これがクセ者。**人は、血糖値が上がらないと食べすぎてしまう**のです。

食事をして血糖値が上がると、脳に信号が送られて食欲が満たされます。ごはんを食べたときに満腹感を得られるのは、ごはんの主成分である炭水化物はブドウ糖がつながってできているからです。そのためすぐに脳にシグナルが送られ「満腹だ」と感じます。

しかし果糖は直ちに肝臓に送られて吸収され、中性脂肪に変わってしまいます。さらに血糖値が上がらないため満腹感が得られず、食べすぎてしまいます。

果糖が少ない果物を賢く選ぼう

果物にはビタミン類やポリフェノール類などが豊富に含まれていますから、適量を食べれば健康にメリットもあります。

ですから、満腹になるまで食べるのではなく、最初に決めた量だけを食べるようにしてください。

また、脂肪になりにくい、つまり果糖が少ない果物を選ぶことも大事です。ショ糖も少ないほうがいいですよね！

その意味でもっともおすすめなのはイチゴです。砂糖や練乳をかけず、イチゴそのままの甘さを味わいましょう。

Point

○ 果物は果糖やショ糖の少ない物を選ぶ

◎ いちばんおすすめはイチゴ！

可食部100g当たりの糖分（g）

果物	ブドウ糖	果糖	ショ糖
リンゴ	1.6	6.3	4.7
ミカン	1.7	1.9	8.8
バナナ	2.6	2.4	10.5
イチゴ	1.6	1.8	2.5
ブドウ	7.3	7.1	0
グレープフルーツ	2.0	2.2	3.1
パイナップル	1.6	1.9	8.8
モモ	0.6	0.7	6.8

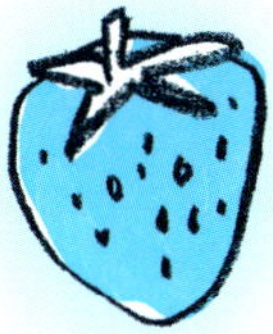

イチゴ

➡ バランスよく
糖がひかえめ!

Daily -100g diet

おやつに食べる「やせフード」を決めておく

多くの人はダイエット中、「あれを食べちゃダメ、これも食べちゃダメ」と、まず「食べないもの」を決めようとします。しかし、**「食べるものを決めたほうがダイエットに成功しやすい」という報告があります。**

カナダのラヴァル大学の研究によると、「食べないもの」に注目したグループはダイエットの成功率が5％を切ってしまったのに対し、食べるものを決めたグループは66％の人がダイエットに成功し、16カ月後もほとんどリバウンドしていなかったそうです。

ですから、**「何を食べるかを決める」ことがダイエット成功のカギ**なのです。

「おからヨーグルト」、「緑茶コーヒー」を活用して

「おやつ＝お菓子や甘いもの」という概念を捨ててください。

そのかわりにおやつ代わりの「やせフード」を決めるのです。私のおすすめは血糖値が上がりにくいチーズ類やナッツ類です。

チーズには、日本人に不足しがちなカルシウム、脂肪燃焼を促すビタミンB_2、美肌をつくるビタミンAが含まれています。またたんぱく質や脂質も含まれているので「食べた♥」という満足感を得やすいのもダイエットには効果的です。

ナッツ類は糖質の吸収を穏やかにする食物繊維、代謝を促す不飽和脂肪酸、酸化を食い止め老化防止に役立つビタミンEが豊富。口の中で何回も噛むので、少量でもお腹がいっぱいになります。

ただし、食べすぎはカロリーオーバーにつながります。チーズならプロセスチーズを1日に約60グラム、ナッツ類なら1日約25グラムまでとします。

あるいは、ヨーグルトにおからパウダーを加えたおからヨーグルトもいいでしょう。「おからパウダー」とはおからを乾燥させたもので、良質なたんぱく質と野菜をしのぐ量の食物繊維を含んでいるのが特徴。さらにお腹の中で膨らむため腹持ちもいいのです。

このおからパウダーをヨーグルトに混ぜて食べると、腸内で善玉菌とやせ菌（短鎖脂肪酸）が増え、2カ月ほどで体重が減ってスッキリします。

そのほか、缶コーヒーやスポーツドリンク、ジュースの代わりに緑茶とコーヒーを1：1で割った緑茶コーヒーもおすすめ。私もこの緑茶コーヒーで25キロのダイエットに成功しました。

Point

× 食べないものを決める

○ 効果の高い「やせフード」を決める

緑茶コーヒー&おからヨーグルトの作り方

・緑茶コーヒー

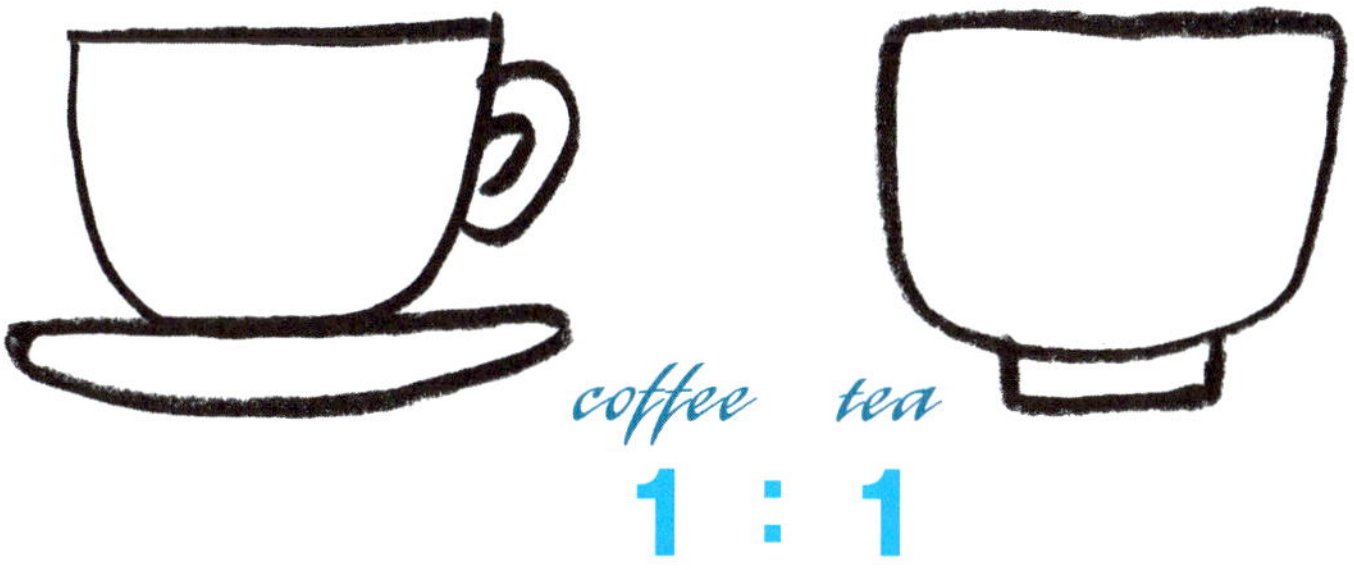

・1回の量はマグカップ1杯分
・大きめのマグカップで食事の直前にたっぷり飲むことで、食べすぎを防ぐ効果も

・おからヨーグルト

おからパウダーヨーグルトは、おからパウダーをヨーグルト（150～200g）に対し、ティースプーン1～2杯の割合で混ぜるだけ。

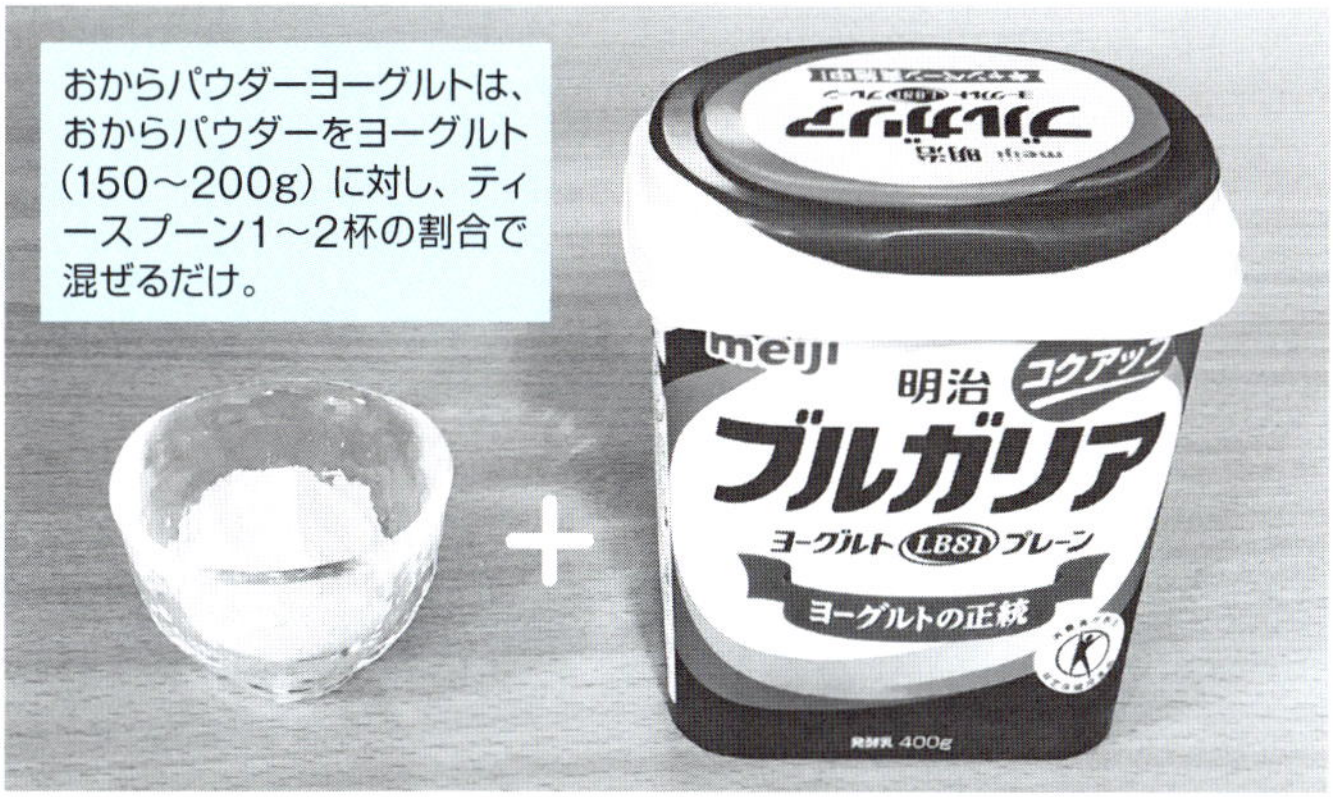

Daily -100g diet

満腹感と食べた量は関係ない

私たちはいったいどんなタイミングで満腹になるのでしょうか。

「そりゃ、必要なエネルギーが満たされたときでしょ！」と思いますよね？

ところが意外と……テキトーなんです。

コーネル大学のブライアン・ワンシク教授が行なったこんな実験があります。

テーブルとスープ皿に細工をして、いくらスープが減ってもチューブを通して少しずつスープ皿にスープが足されるようにし、被験者たちに飲んでもらったのです。そして普通のスープ皿でスープを飲んだ人と比べて、どれくらい飲んだか、満足度はどれくらいかを尋ねたのです。

すると被験者たちは、普通のスープ皿でスープを飲んだ人たちよりも1・7倍も多くスープを飲んでいたにもかかわらず、そのことに気づいていませんでした。さらに「満腹になった」と答えた人もいませんでした。

この実験からわかることは、**「満腹感と食べた量は関係ない」**ということです。もし、必要なエネルギーが満たされたときに満腹になるなら、食べる量はそんなに変わらないはず。しかし実はそうではなくて、私たちは目の前の皿が空っぽになったときに「ああ、満腹になった」と思うようにプログラムされているのです。

あなただってスープ皿実験のようなことを日々経験しているはずです。

たとえば、ポテトチップスの袋が空になるまで食べ続けてしまったりしていませんか？　これもやはり、入れ物が空になってようやく満足感を得られるという私たちのプログラムを示しているのです。

脳をだまして食べる量を減らす

似たような実験はほかにもあります。プロのバーテンダーと大学生198人に「背の低い太めのグラス」と「背の高い細めのグラス」に、目検討で50㎖のお酒を注いでもらったところ、全員が「背の低い太めのグラス」に20・5%も多いお酒を注いだそうです。

つまり食器の形や大きさに脳がだまされ、入れる量を間違えてしまうのです。これをダイエットに応用しない手はありません！　飲み物は背の高いグラス、お皿は小さいものに変えるだけで、少ない量で満足感を得ることができます。

Point

× お腹がいっぱいになるまで食べる

○ 食器を小さいサイズに変える

スープ皿の実験

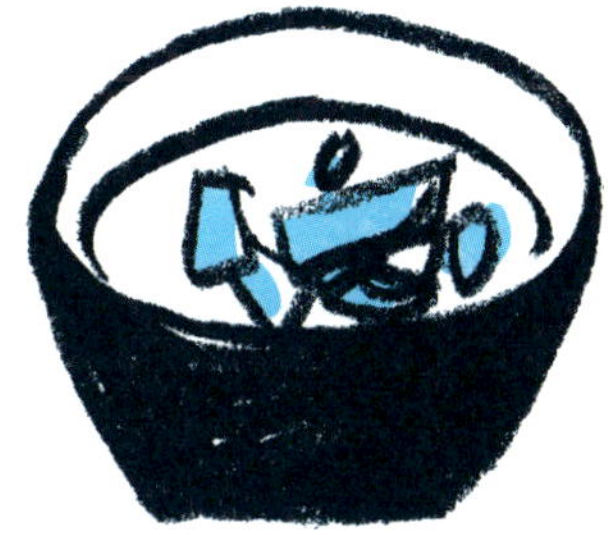

→ ふつうのスープ皿
一杯で満足

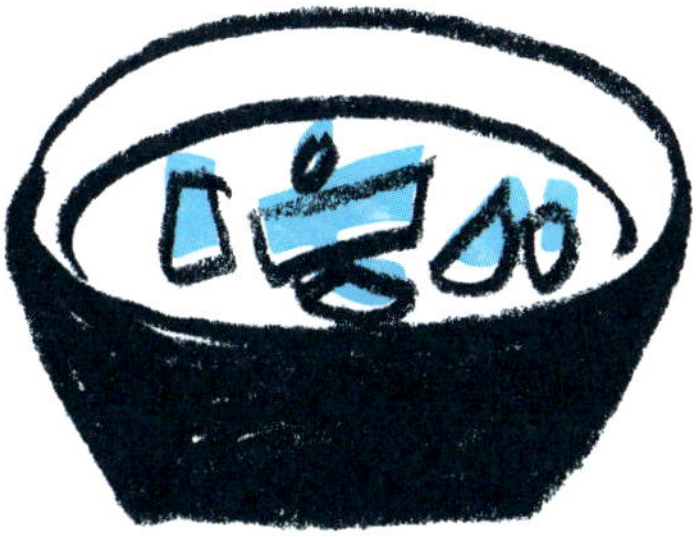

→ 減らないスープ皿
1.7倍飲んでも満足できない!

満足感と食べた量は比例しない!

Daily -100g diet

甘い液体は飲まない

缶コーヒーや、ジュース、スポーツドリンクなどの清涼飲料水には、かなりの糖質が含まれていて、角砂糖で換算すると数個から数十個にものぼります。要するに砂糖水を飲むようなものですから、飲めば飲むほど糖質を摂り過ぎてしまいます。

実は最近、若い世代の男性に糖尿病が増えています。これは清涼飲料水をがぶ飲みするために起こる「ペットボトル症候群」といい、中学生にも多発しています。清涼飲料水は糖尿病に最も悪い影響を与える食品といえるでしょう。

しかし、今までずっとジュースを飲んでいた人が、急に飲むのをやめることは非常に難しいのではないでしょうか。

その場合は、レスキューとして**「ゼロカロリー」の清涼飲料水を飲んで気を紛らわせる**手もアリです。

ゼロカロリーの清涼飲料水には、**人工甘味料**が使われています。清涼飲料水で「ゼロカロリー」と表記できるのは、100ccあたり5キロカロリー未満。500ccなら25キロカロリー未満です。だから多少カロリーがありますが、いきなりジュースから水や炭酸水に変えるのはかなり無理があります。本人にとってはストレスとなってすぐに挫折してしまいます。それよりは血糖値をほとんど上げないゼロカロリーを利用しながら体を慣らしていくほうがマシです。

人工甘味料にはカロリーがないので、脳が誤解してさらに甘いものを欲するため、かえって太ったというデータもあります。こうしたリスクを理解した上で、あくまで「どうしても我慢できないとき」に緊急的に使えばよいのです。

今までの習慣を一気に変えるよりも、できるだけストレスを感じないように小さく変えて慣れていくことが、ダイエットで結果を出すコツです。

野菜ジュースもスムージーも青汁もヤバい！

一見ヘルシーな野菜ジュースやスムージーも、残念ながら血糖値を急上昇させる飲み物です。つい飲みすぎて糖分を多くとりすぎるし、吸収が早いので糖がそのまま血液に入り、血糖値が急上昇しやすくなります。青汁も、最近は飲みやすくするために糖分を多く入れているので安心はできません。

野菜や果物には、ビタミン、ミネラル、食物繊維が豊富に含まれています。わざわざジュースやスムージーにして飲むよりも、ぜひそのまま召し上がってください。そのほうが余計な添加物を摂取せずに栄養素を補うことができ、さらにはしっかり噛めるので空腹感も感じにくくなります。

Point

✕ 野菜をとりたくて野菜ジュースを飲む

〇 どうしても飲みたいときはゼロカロリー飲料を飲む

飲み物に含まれる糖分

商品名	容量	糖質量（3gの角砂糖換算）
ジョージア マックスコーヒー	250g	6個
スターバックス カフェラテ	200mℓ	4個
ボス　カフェオレ	185g	4個
ダイドーブレンド ブレンドコーヒー	185g	3個
ワンダ モーニングショット	185g	3個
コカ・コーラ	500mℓ	19個
カルピスウォーター	500mℓ	19個
ポカリスウェット	500mℓ	11個
C.C.レモン	500mℓ	17個
午後の紅茶（ミルクティー）	500mℓ	13個
野菜生活100 一食分の野菜	200mℓ	5個
生オレンジジュース	248g	6〜7個

Daily -100g Column

内臓脂肪は健康診断の結果でもわかる!

自分の体に内臓脂肪がついているのかどうか、はっきり知りたい! という方も多いでしょう。

自分の内臓脂肪量の目安がわかり、危険度もわかるのが「健康診断」です。健康診断ではメタボリック検診があり、へそまわりが男性で85cm、女性で90cmを超えると内臓脂肪太りだと診断されます。

それに加えて、以下の項目も目安となります。

1	高トリグリセリド血症 かつ／または 低HDLコレステロール血症	≧150mg/dL ＜40mg/dL
2	収縮期（最大）血圧 かつ／または 拡張期（最小）血圧	≧130mmHg ≧85mmHg
3	空腹時高血糖	≧110mg/dL

この3つのうち、2つ以上の項目に該当する場合はいわゆるメタボ＝内臓脂肪太りの可能性大。ダイエットに取り組みましょう。

第4章

内臓脂肪を減らして一生やせ体型をキープできる生活習慣

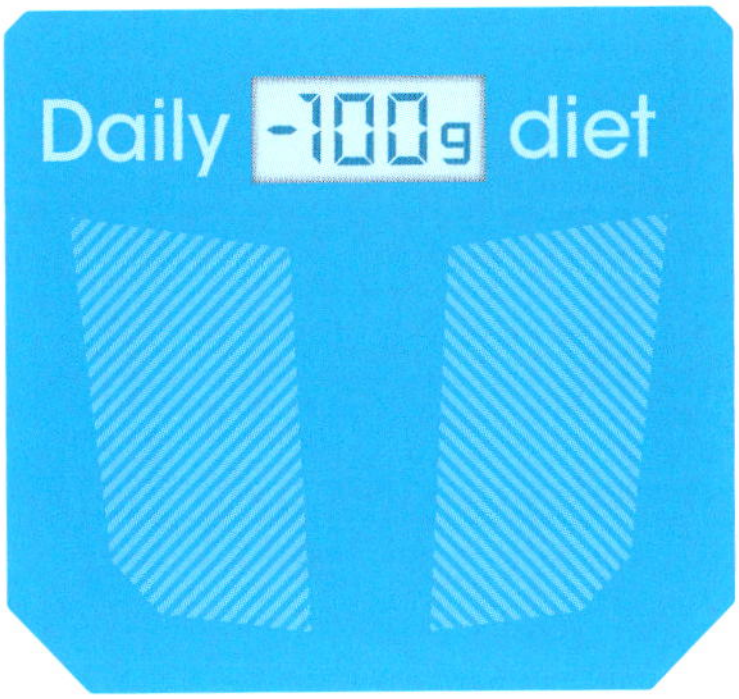

Daily -100g diet

やせスイッチをオンにする生活習慣

第2章で行動を変えるためのいろいろな方法を、第3章でダイエットに有効な食べ方をご紹介しました。

第3章では内臓脂肪を減らし、やせスイッチをオンにする食べ方のコツをご紹介しました。ダイエットには①食事療法　②運動療法　③行動療法があることはお話ししましたね。

さて、残るは運動ですが、私は「はっきり言って運動ではやせない」と考えています。

「えっ？　ジョギングやヨガでやせた人、いっぱいいますよね」

という声が聞こえてきそうですね。

実際、減量外来にやってくる患者さんの多くは「運動不足で太ってしまって」とおっしゃいます。けれど、ここに誤解があるのです。

「運動しないから太る」は都市伝説

たとえば体重を1キロ落とすのに、どれくらいの運動が必要かご存知ですか？

なんと、**体重を1キロ落とすにはフルマラソンなら2回分の運動が必要**なんです。

42・195キロを2回も走るんですよ！　それでたった1キロしか減量できな

1時間運動した場合の消費カロリーの目安（体重50kgの人）

運動	消費カロリー
ジョギング	480kcal
ウォーキング	160kcal
ヨガ	195kcal
ピラティス	160kcal
テニス	380kcal
ゴルフ	185kcal

いなんて、割に合わないと思いませんか？

あるいは**おにぎり1個分のエネルギーをウォーキングで消費しようとしたら、1時間も歩きつづけなければいけません**。

このように、食べた分のカロリーを運動で消費するのはかなり非効率です。しかもやせる目的で運動をしても、結果が出るまで少なくとも3カ月はかかります。もともと動くのが好きではない人は、運動を続けられずにダイエットに挫折してしまうでしょう。

「運動不足でも太っていない人はたくさんいる」という事実

そもそも、現在日本人の75％は運動不足だといわれています。その一方、肥満率は25％程度です。つまり**運動不足でも太っていない人はたくさんいる**わけです。

これらのことから、私は運動には重きを置いていません。**やせるためには、**

運動よりも食事の量を減らすことです。

とはいえ、身体を動かすとスッキリしますよね。運動にはストレス発散という意味では高い効果があります。ですから、私はダイエットのためというよりダイエットの大敵のストレスを発散するため、運動というほどではない「身体を動かすこと」をおすすめしています。第4章では、そういった身体を動かすコツ、生活習慣のコツをお伝えします。

Point
✕ 運動でやせる
○ 運動をうまく取り入れてストレスを発散する

Daily -100g diet

「NEAT（ニート）」でやせる!?

みなさん、ニートをご存知ですか？　学校にも仕事にも行かないで、家にいる若い人のこと？　いえいえ、ここでいうニートは非運動活動によるカロリー消費＝NEAT（Non-Exercise Activities Thermogenesis）です。

心拍数、呼吸、体温維持など、私たちが生きていくのに必要な最小限のエネルギーを基礎代謝といいます。基礎代謝は人間が一日に消費する総エネルギーの約60％を占めています。

残りのエネルギーは、食物の消化や吸収に関わるものが約10％、そして身体活動に関わるものが30％となっています。

身体活動には、運動と運動以外の活動があります。

意外なことに、肥満に大きく関わってくるのは非運動活動によるカロリー消費＝ＮＥＡＴのほうで、身体活動の約80％以上も占めています。

NEATは日常にひそんでいる

ＮＥＡＴはランニングや筋力トレーニングなどの特別な運動によるエネルギー消費ではなく、家事や通勤、椅子の立ち座り、階段の上り下りなど、日常動作によるものです。

国際的な研究では、**肥満の人ほど座っている時間が多い、つまりNEATの割合が少ない**ことが明らかになっています。また、太っている人と標準体型の人の一日のＮＥＡＴの量を調べたところ、太っている人のほうが約３５０キロカロリーも日常生活での消費エネルギーが少なかったとの報告もあります。

３５０キロカロリーといえば、イチゴのショートケーキ１個分に相当します。それが勝手に毎日積み重なっていくのですから、太らないはずがありません。

テキパキ動けばやせられる

私も今より25キロも太っていた頃は、ちょっと動くだけですぐに息が切れるのでなるべく動かないようにしていました。すると筋力が落ちるので、ますます動きたくなくなり、さらに体重が増え続けるという、〝魔のデブ・スパイラル〟に陥っていたものです。

基礎代謝量は男女とも10代をピークに年齢とともに低下していきます。つまり歳をとるほどエネルギーが消費されにくい身体になっていくのです。

これを補うには、**こまめに動き、NEATの割合を高めることが大切**です。

Point

✕ 気合いを入れて運動する

○ 日常生活でちょこまか動いてNEATを稼ぐ!

人間の代謝量

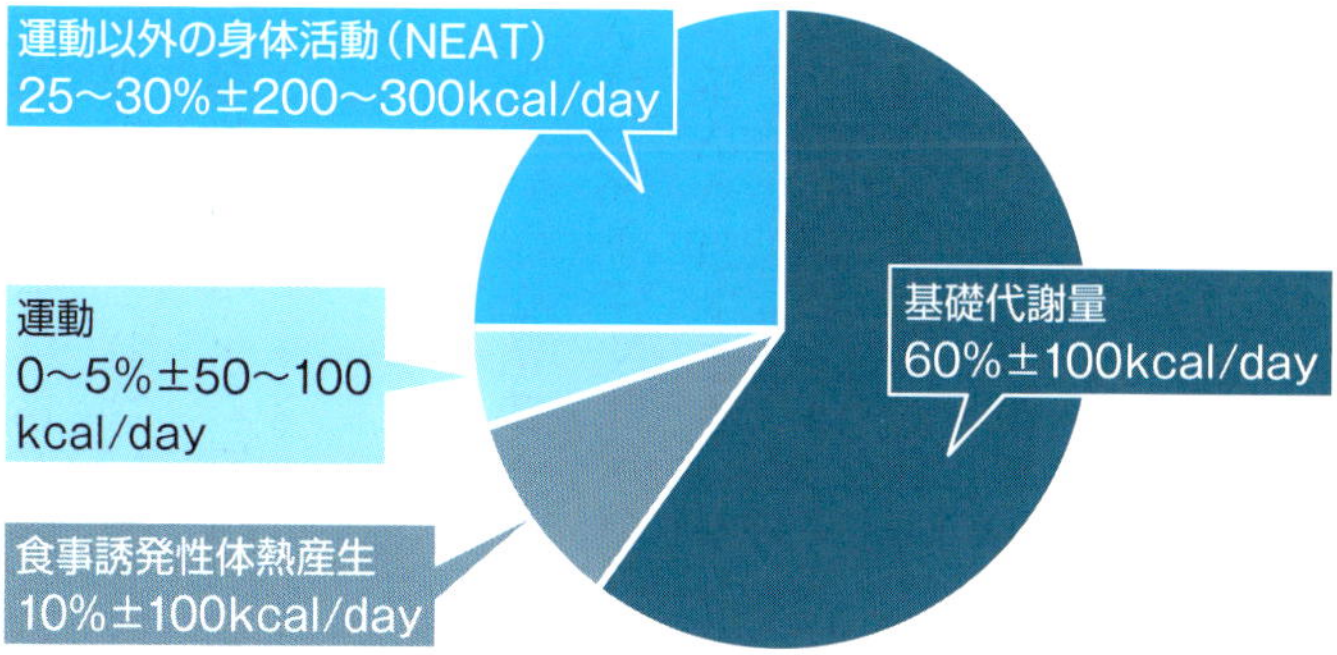

NEATの具体例

- 歯磨きをするときに背筋をぴんと伸ばす
- 食事をするときに背筋を伸ばす
- 窓を拭く
- 階段を使う
- 一駅歩く
- 家事をテキパキ行う

⬇

気合いを入れて運動するのではなく、
日常生活でこまめに動いて消費カロリーを稼ごう

Daily -100g diet

7秒かけて座るだけで消費カロリーが増える

NEATで消費カロリー量を効率的に増やすにはどうしたらよいのでしょうか。エレベーターやエスカレーターを使わずに階段をのぼる、車をやめて自転車を使う、一駅歩くなど、積極的に活動量を増やすことがまず考えられます。

しかし時間や場所、天気などに関係なく、NEATの割合を増やすことができれば、もっといいですよね！

そのためには、**日常動作にちょっと負荷をかけること**が近道です。

私がおすすめしているのは、**「たった7秒で座るだけダイエット」**です。一日に何度となく行う「座る」という動作に注目した、超簡単なエクササイズです。

やり方はとても簡単。７秒数えながらゆっくりと椅子に座り、１秒で立ち上がるだけ。このスクワットのような動作を1日に10回、２日に１回行います。毎日やるよりも、**2日に1回のペースが筋肉量を増やすには効果的**です。

全身の筋肉をバランスよく鍛えることができる

このエクササイズで鍛えられるのは、まず太ももやお尻、ふくらはぎといった下半身の筋肉です。

筋肉はエネルギーを燃やす工場のようなものですから、筋肉量が増えれば基礎代謝量が増え、何もしなくても消費されるエネルギーが増えていきます。

下半身には全身の約60〜70％の筋肉が集まっています。スクワットのようなこの動作によって下半身の筋肉が鍛えられれば、効率よく筋肉量を増やすことができ、基礎代謝を上げてより多くのエネルギーを消費できるようになります。

さらに、背筋を伸ばして両腕を前に出しながらゆっくりと腰を落としていくと、上半身を支えるためにお腹の腹直筋や背中の固有背筋なども鍛えることができます。

「たった7秒で座るだけダイエット」は、このように全身をバランスよく、効率よく鍛えることができるエクササイズです。

食事の前など、椅子に座るタイミングに気軽に取り組んでみてください。習慣化すれば、わざわざジムに通ったり、食事制限をしたりしなくても知らず知らずのうちにNEATの割合が増え、やせやすい体になっていきます。

私の患者さんたちも、ウエストがマイナス15センチとか、体重がマイナス15キロなど、続々と結果を出しています。

Point

○

ハードな運動をしなくても、座る動作をゆっくり10回行うだけでやせる!

たった7秒で座るだけダイエット

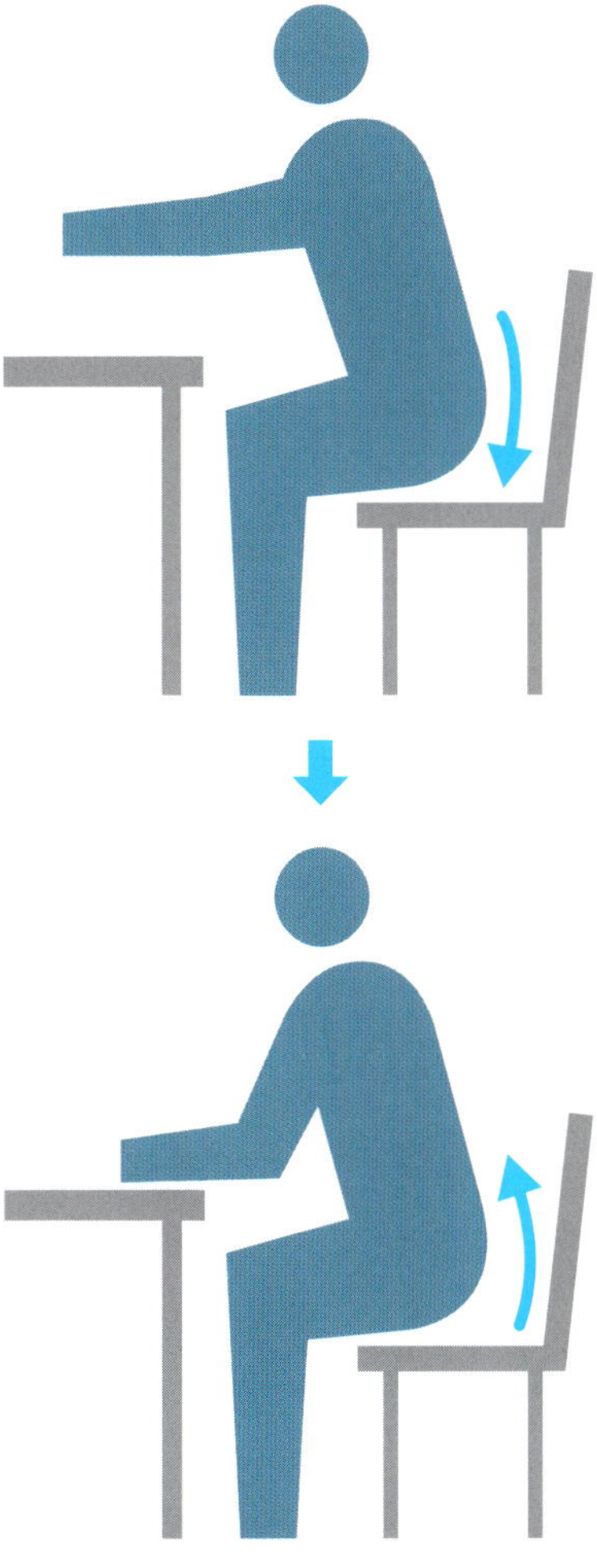

①両腕を肩の高さまで上げて背筋を伸ばす

②声に出して7秒数えながら椅子に腰を下ろす

③座面にお尻がついたら1秒で立ち上がる

↓

1日に10回、2日に1回程度行います

Daily -100g diet

断食でやせスイッチをオンにする

太っている人は、食事の量を減らすことについてかなりの抵抗感を持っています。そして「食べないと具合が悪くなりませんか？」「きっちり3食食べないとかえって太ると言いませんか？」などと言ってきます。

私はそのたびに、

「絶対死なんけん、そのための浮き輪でしょ？」

と答えています。浮き輪とは、お腹まわりにたくわえた脂肪のことです。

体脂肪率が9％の私でさえ、脂肪があるから水だけで1カ月くらい生き延びられます。ましてや**太っているなら水だけで2カ月くらい生きられる**はずです。

やせたいなら、食べないくらいでちょうどいいのです。

「食べない」ことの素晴らしい効果

食べないことには、単に体重を減らす以外にも、さらに素晴らしい効果があることがわかっています。

慶應義塾大学の伊藤裕教授の研究チームが、断食によって起きる体の変化を、マウスを使った実験で調査しました。

実験では、マウスを2つのグループに分け、一方のマウスには通常のエサを毎日、もう一方のマウスには最初に3日間の断食を行い、その後の3日間はエサを与えるという食生活を1カ月続けます。

次にエサを高カロリーのものに切り替え、両方のマウスに毎日同じ量だけ与え続けたところ、**断食をしなかったマウスに比べ、断食を繰り返したマウスは、体重の増加が13%も抑えられていた**そうです。

しかもマウスの実験では断食を終えたあとも、3カ月以上も体質改善の効果が継続していました。**断食の効果は、長く続くことがわかった**のです。「断食」

というショック療法を行うことで身体の記憶に刻み込まれるのでしょう。この現象を伊藤教授は「断食のスイッチ」と呼んでいます。

「食べない」と老けない!?

さらに断食はアンチエイジングにも効果があるとの報告もあります。

金沢医科大学の古家大祐教授は、30代から60代の男性4人に、通常の必要摂取カロリーから25%制限した食事を7週間続けてもらい、その結果を調査したところ、**「サーチュイン遺伝子」という若返り遺伝子が活性化している**ことがわかりました。断食の効果、恐るべし。

どうもやせない人は、断食でやせスイッチをオンにするのもいいですね。

Point

○

断食をすれば、やせる上に若返る!

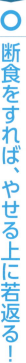

工藤式ダイエット プチ断食の方法

1

1～2日程度で行う

※1日から始めてみて、
不調がなければ
2日程度続けてもOK

2

前日の昼食以降は
ジャンクフードを
食べず胃腸を整える

3

水、お茶、
スムージーなどの
水分はとり、
固形物はとらない

※脱水症状に注意して、お腹が
空きすぎるようなら生の果物を
絞ったジュースやスムージーを
とってください

4

断食後は
汁物やおかゆなどから
徐々に食べ始める

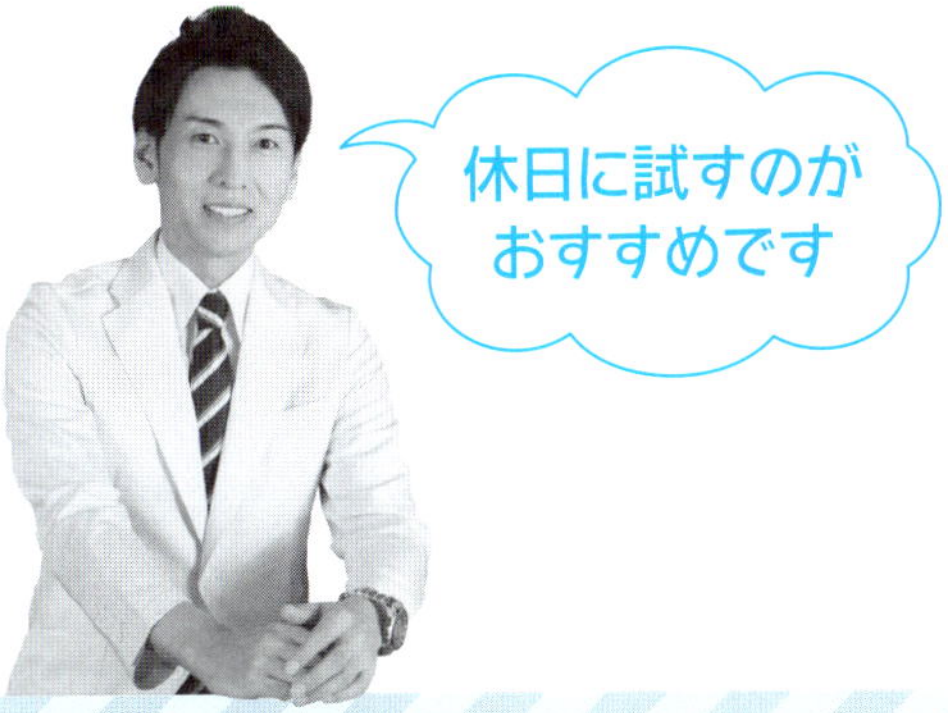

Daily -100g diet

睡眠不足がデブホルモンを増やす

過食の意外な原因として、**睡眠不足**があります。

私も実は、やたらとお腹が空いて菓子パンを食べたりスナック菓子を食べたりすることがあります。「どうして今日はこんなに食べているんだろう？」と考えると、前の日にあまり寝ていません。だから**やたらとお腹が空くときは、まず睡眠を見直してみることが大事**です。

なぜ睡眠不足で食欲が増すのかというと、ここにも「やせホルモン」と「デブホルモン」が関わってきます。

睡眠不足になると、まず食欲を増進するデブホルモンである「グレリン」の

分泌が増え、逆に食欲を抑えるやせホルモン「レプチン」の分泌が減ります。睡眠不足はダイエットにダブルで悪い！　のです。睡眠時間が4時間以下の人は、7〜9時間の人よりも73％も肥満になりやすいとの研究データもあります。

反対に、睡眠をしっかりとれば、食欲抑制ホルモンのレプチンが十分に分泌されるため、太りにくくなります。「眠れない」という患者さんは睡眠薬を処方すると、それだけで2〜3カ月で10kg程度やせますし、私もテレビの収録前は体を絞るために睡眠時間を絶対に確保します。

「健康や長寿に最適な睡眠時間は7時間で、それよりも長くても短くても寿命が短くなる」「睡眠時間が7〜8時間の人が最も心臓病になりにくい」などのデータもあることから、1日の睡眠は「7時間睡眠」がベストです。

デブまっしぐらの「夜食症候群」とは!?

昨今、肥満の原因として注目を集めているのが「夜食症候群」です。1日の食事量の25％以上を夕食や夜食でとる習慣のことをいいます。

厚生労働省の統計では、40代以上の女性の5人に1人、男性の3人に1人が夜9時以降に食事をとるなど、食事の時間が後ろにずれ込む人が増えています。**食事は、何をどれくらい食べるかだけでなく、食べる時間も大問題。**時計遺伝子のひとつに、ビーマルワン（B-MAL1）という、糖を脂肪に変えるたんぱく質があります。ビーマルワンの働きが低下するのが14～16時で、このタイミングだと、高カロリーな料理やスイーツを食べても脂肪がつきにくくなります。ところが16時以降ビーマルワンは増えていき、24時くらいにはピークに達します。つまり、**夜遅くに食事をすると、食べた量は昼間と同じでも、より多く脂肪がたくわえられてしまう**のです。

夜は早めに床に就き、しっかり眠る。これがやせ体質の基本です。

Point

× 昼間節制して夜たくさん食べる

○ ダイエットをしたいなら、7時間眠る

夜食症候群チェック

こんな生活習慣が当てはまる人は夜食症候群かも。チェックしてみましょう。

- □ 夜9時以降に食事をする。もしくは夕食の後についつい夜食をとる
- □ 夜残業の後でついつい お菓子やジャンクフードを食べてしまう
- □ お酒を飲んだら、お腹が空いていなくても 締めの食事をしてしまう
- □ 夕食のあとに夜食をとらないと眠れない
- □ 寝る前に何か食べないと眠れない
- □ 夜中に起きだして食べてしまうこともある
- □ 朝は食欲がなく、夜は過食気味

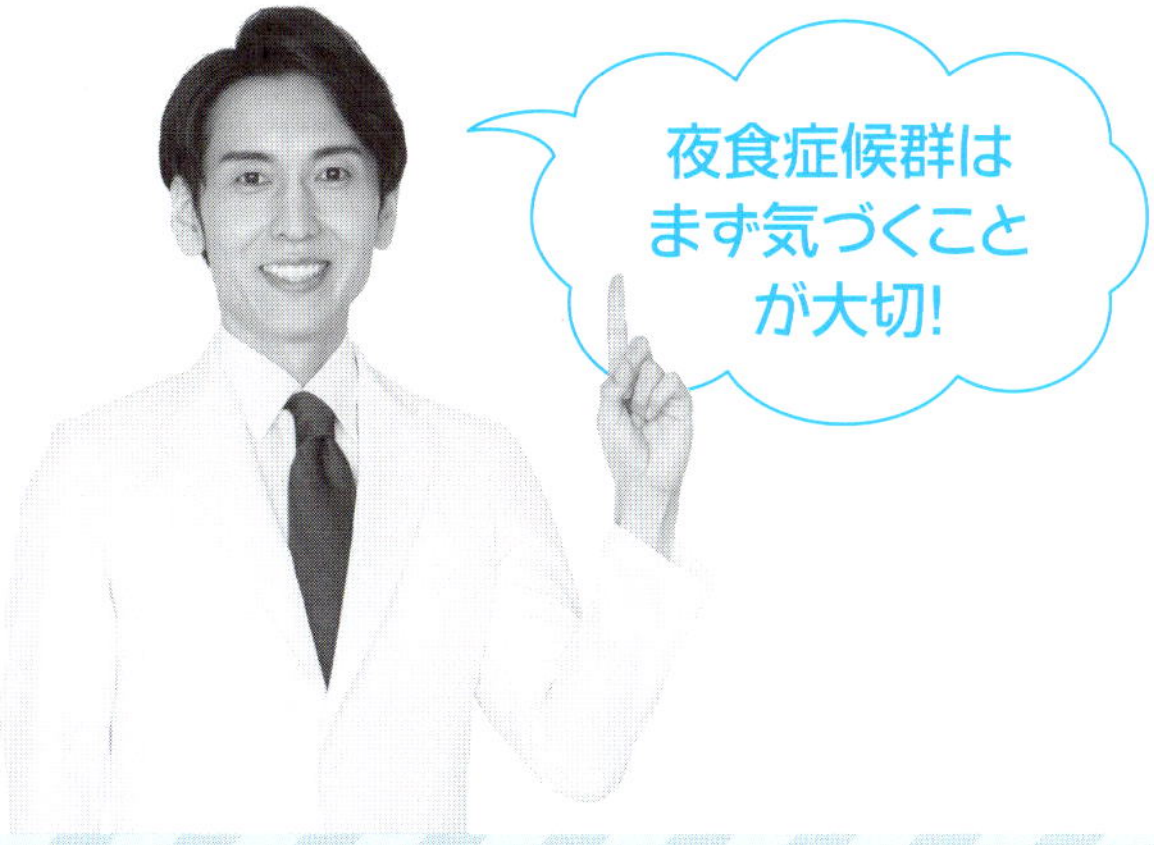

Daily -100g diet

最強のダイエット法は「自分に合う」方法

糖質制限VSカロリー制限論争には、いまだ決着がついていません。

繰り返しますが、私は「食事の量」が大切だと考えていますから、どちらかというとカロリー制限寄りといえるかもしれません。

糖質制限かカロリー制限か、人によって効果の現れ方が違います。どちらで体重が落ちるかは、どうやらその人の遺伝子が関係しているようです。

ですから、どんなダイエット方法でやせるのか迷ったら、**糖質制限とカロリー制限を両方とも3日ずつくらい試し、様子を見てからどちらかを選ぶ**のがベストなやり方です。

あるいは**昼食だけ、1週間ずつ糖質制限とカロリー制限を試して、体重の推移を比較してみてもいい**と思います。

その場合、体重の推移だけでなく、体調にもぜひ注目してください。糖質制限は、最初の数週間はイライラや頭痛などが現れることが多いです。また筋肉量が落ちたり、水分が抜けるのでシワが増えたりする人もいます。

それでもやせるために糖質制限をするのか。じっくりと検討し、納得した上で始めても遅くはないでしょう。

海外で流行っているダイエットを盲信しない

結局は自分に合ったダイエット方法を行わないと、うまく減量できません。当たり前のことですが、その視点を忘れている人が多いように思います。

たとえば、有名なスポーツ選手がグルテンフリーでやせた、ハーバードの研究ではこのような結果が出たなど、日本でも海外式のダイエット法が話題になることがあります。

しかし、海外の研究をベースにしたダイエットメソッドが、必ずしも私たち日本人にも効果が出るとは限りません。欧米人と日本人では遺伝子が違うからです。

一方90㌻で紹介した「1975年の和食」は、日本人の食生活を徹底的に調査してわかったことです。正直なところあっと驚くような意外性はありませんが、我々日本人の遺伝子に叶ったダイエット法だと思います。

もちろん、試してみて自分の身体に合うとわかったら、海外のダイエット方法を取り入れればよいと思います。

その意味でも、大切なのは「自分に合っているかどうか」の見極めです。

自分に合ったいくつかのダイエット法をローテーションさせる

そのようにして、自分に合ったダイエット法がひとつ見つかったとしましょう。ここで考えていただきたいのですが、それを一生続けていくことはできますか？　ということ。

きっとどこかで飽きが来てしまいますよね。だから、ほかにもいくつか自分のダイエット法を持っておくといいですよ。

三日坊主は当たり前で、新たにチャレンジすることが大切です。結局、ものは考えようで、つねに目標に向かって違うアプローチを試みるということです。おからヨーグルトを3日やったら、次の3日は緑茶コーヒーとか。そうやって3日ごとに新しいダイエット法にチャレンジしながら、365日をずっとダイエットで埋めていくのです。この本も、そのために活用していただけたらと思います。

Point

× ひとつのダイエット法を続ける

○ 3日おきにダイエット法を変え、365日をダイエットで埋めていこう！

Daily -100g diet

体重を完璧にコントロールすることはできない

人間だもの。

詩人であり、書家でもある相田みつをさんの名言です。あなたもダイエット中は「人間だもの」と、何度となく自分に言い聞かせてください。

この本で紹介しているダイエット方法や思考術を全て駆使しても、あなたの体重は右肩下がりに落ちていくことはないでしょう。

なぜなら、**体重は〝神のみぞ知る領域〟**だからです。

たとえば、夜食を食べたのに体重がなぜか減っていたり、逆に食事に気をつけてウォーキングもしたのになぜか増えていたりしたことはありませんか？

体重の増減は自分の感覚とは一致していないのです。

これは体重を毎日測って記録していけば、すぐに気がつきます。

体重には、食べたものや運動量以外にもさまざまな要素が関係しています。

わかりやすいのは女性の月経周期です。排卵後から次の月経までの「黄体期」は、女性ホルモンの関係で体が水分を貯め込もうとするのでむくみやすくなり、思ったほど体重が減らないのです。

そのほか、気候、汗や尿の量、睡眠時間などによっても体重が変動します。

ドカ食いしたって「人間だもの」

仕事が立て込んでいたり、人間関係で揉め事があったりするとドカ食いしてしまう人も少なくありません。精神的なストレスを食べることで発散させようとするからです。

患者さんを診ていると、いろんな人生に遭遇します。家族が病気をしたり、大切な人との別離があったり、仕事がなくなったり……。そうなったら、心にも体にもダメージが出ます。特に、メンタルはそのまま食事に反映されるので、体重の変動も大きいのです。

でも、いつ、どのタイミングで自分にストレスがかかるかなんて、誰にも予想できませんよね。

だからやっぱり**体重は「神の領域」であり、人間ごときが完璧にコントロールするのはムリ**なのです。けれど、行動はコントロールできます。ですから食事は自分で気をつける。それでも体重が停滞したり、リバウンドしたら「人間だもの（テヘッ）」とつぶやいて、自分を責めないようにしてください。**罪悪感がダイエットの最大の敵**です。

Point

× 体重を測って一喜一憂する

○ 体重の増減は当たり前。右肩下がりはあり得ない！

Daily -100g diet

「太ったらやり直す」でOK！

私たち人間には体重を操作することはできません。できるのは**「行動すること」だけ**です。

ダイエット外来で患者さんにつけてもらっている「グラフ化体重日記」（58〜59ページ）には、60ページでくわしく紹介した6つの行動目標が書いてあり、毎日どれか1つを行動目標として選んでもらっています。

「●日までに○キロやせる！」などの数値目標は未達成になりやすく、そのたびに心が折れます。

しかし1つの行動なら、わりと簡単に実行することができます。その行動の積み重ねによって、〝結果として〟体重が減っていくのです。

この本のタイトルは「毎日100gダイエット！」ですが、私は実は、減量指導のときには**「1週間に100グラム以上の減量目標を立てないように」**と言っています。なんなら**現状維持でも大成功**です。

「1週間に100グラムを目標に体重のグラフをつけてくださいね。100グラムでいいですよ。それ以上頑張ろうとしないでください」

そう言われると、患者さんは「体重を減らさなければ」というプレッシャーがなくなります。**プレッシャーがないと、不思議なことに、自然と1日100グラム程度はやせていきます。**

もし100グラムでも減ったら達成感を得られるので、患者さんは楽しくなってきて、自分で勝手に食生活や日常生活を見直し始め、1キロ、2キロと減量していきます。

体重が増えたらリセットでオッケー

とはいえ体重は〝神の領域〟ですから1週間に100グラム減らすつもりでいても、体重が増えてしまうこともあります。

そういうとき、患者さんはすごくバツが悪い顔をして来院し、右肩上がりのグラフを見せてくれます。

「会食が多くて、1割減らそうと思ったのですが残すのも申し訳なく」とか「子どもの具合が悪くて、何なら食べられるかわからなかったのでいろいろ作ってしまって、腐らせてはもったいないと思い……」とか、理由はいろいろ。

でも、私のすることは1つだけです。ふんふんと患者さんの話を聞いて、その右肩上がりのグラフはさっと隠したり捨てたりして

「いいですよ！　順調に食べる量のコントロールはできています。明日から新しい用紙に書きましょう！」と、言います。

あるいは、体重を記録するラインを2～3段下げて記入してもらいます。こうするとグラフが下のほうで推移するので、体重が変わっていなくても、見た目的になんだか軽くなったように感じ、気分が一新できるからです。

ダイエットはお休みもアリ

ダイエット中、体重が減らないことを悩んで軽くノイローゼ状態になる患者さんもいます。そういう人には「いったん休みましょうか」といって、1週間ほど、長いときは2カ月くらい休んでもらうこともあります。

そして気持ちがリセットできたら、またダイエットに取り組んでもらいます。「太ったらやり直せばいい」くらいのゆるい気持ちでいるほうが、結果が出やすいからです。**ダイエットは、何回やり直してもいいし、何回休んでもいい**のです！

Point

○ ダイエットは休んでもいい 気持ちをリセットしてやり直そう

Daily -100g Column

茶カテキンは内臓脂肪を減らすスーパーフード

第3章で「緑茶コーヒー」をお勧めしましたが、緑茶の**「茶カテキン」は、内臓脂肪を減らすスーパーフード**。茶カテキンは脂肪の分解と消費に働く酵素を活性化するのです。茶カテキン540グラム（緑茶コーヒー5杯分）を毎日摂取すると、約100kcal消費できるという研究結果も！ ちなみに運動で100kcal消費したければ、ウォーキングなら25分、ジョギングなら10分、クロールなら5分程度必要です。

茶カテキンは緑茶のほか、紅茶やウーロン茶にも含まれています。この茶カテキンにコーヒーのカフェインやクロロゲン酸が持つ脂肪燃焼効果を組み合わせたのが「緑茶コーヒー」ですが、内臓脂肪を落としたいなら緑茶オンリーで飲むのもおすすめです。

飲み方は、無糖のレモンティやレモングリンティなどもいいですね。**レモンに含まれるポリフェノール「エリオシトリン」に、脂肪の蓄積を抑える効果が確認されています。**

おわりに

「意識の高いデブ」ではなく「テキトーなやせ」になろう

テレビや雑誌の取材などで私の減量外来で実践していることをお話しすると、「え！　そんなに簡単でいいんですか」と驚かれます。

時には「意外とテキトーなんですね」などと言われてしまうことも……。

確かに、悪く言えば〝テキトー〟なのかもしれませんが、これには理由があります。

私自身、25キロやせた過去があり、のべ10万人の患者さんを診る中で、太っている人には「意識の高いデブ」が多いと気づきました。

これを食べたら太る、こういうことをしたら太る、やせるには糖質制限がいい、いやカロリー制限がいい、玄米菜食がいい、体を冷やすものは飲まない……いろいろなメソッドを知っていて、知識を持っていて、けれどやせない。

「わかっているんですけどね〜」と苦笑する、意識の高いデブです。

どうして、こんなにいろいろな知識や方法を持っているのに、やせないんだろう？　やせないことで血糖値やコレステロール値が悪くなって、生活習慣病予備軍になっているのに、それでもやせようとしないって、どういうことなんだろう？　と悩みました。

そしてある日、気づいたのです。そういう人は「やせようとしない」のではなくて、たくさんの知識やダイエット法にがんじがらめになって、たくさん失敗したりしていて、「自分はやせない」と心のどこかで思ってあきらめているということに。

そんなのはナンセンスです。やせる方法は無数にあります。完璧にやらなければと思って挫折するより、テキトーに試してやせたほうが絶対いいでしょう。

だから私は、ほかの多くの病院で行っているような厳密な体重管理、栄養指導などはしないことにしました。ただ、やせるための行動をお知らせする。プレッシャーやストレスになることは極力避けて、とにかく簡単で、毎日続けやすい方法をお伝えする。そうすることで、どんどん効果が出ていきました。

先日、ある編集者さんに「工藤先生の外来には1日300人来られることもあるそうですが、1日に300人の患者さんを診察することが可能なんですか？」と聞かれました。

可能なんです。それはなぜかというと、私がしゃべるわけではないから。

私の減量外来では、主役は患者さんです。

診察の時間も、主にしゃべるのは患者さん。私は聞いていて、必要なことだけアドバイスするだけ。それだけで、みなさん結果を出されます。

やせないと悩んでいるあなた、健康診断の結果が悪く、健康のためにもやせないと……と思っているあなた、ぜひ、テキトーに「1日100gダイエット」のノウハウを試してください。意識の高いデブではなく、テキトーなやせになってください。やせて健康になりたいあなたを、私はいつも応援しています。

2019年　6月　工藤孝文

工 藤 孝 文（くどう たかふみ）
減量外来・糖尿病内科医。福岡大学医学部卒。卒業後、アイルランドとオーストラリアへ留学。帰国後は大学病院、地域の基幹病院勤務を経て、現在は福岡県みやま市の工藤内科にて、地域医療を行なっている。糖尿病・肥満治療、東洋医学・漢方治療を専門とし、NHK「ガッテン！」、NHK「あさイチ」、日本テレビ「世界一受けたい授業」、TBS「名医のTHE太鼓判！」、フジテレビ「ホンマでっか!? TV」などに肥満治療評論家・漢方治療評論家として出演。NHK「ガッテン！」では、著者出演回が、2018年度視聴率1位を獲得した。日本内科学会・日本東洋医学会・日本肥満学会・日本糖尿病学会・日本高血圧学会・日本抗加齢医学会・日本女性医学学会・小児慢性疾病指定医。『緑茶コーヒーダイエット』（日本実業出版社）、『リバウンドしない血糖値の下げ方』（笠倉出版社）、『なんとなく不調なときの生薬と漢方』（日東書院本社）など著書多数。

毎日《まいにち》100gダイエット
内臓脂肪《ないぞうしぼう》を減《へ》らす食《た》べ方《かた》

2019年 7 月20日　初版発行

著　者　工藤孝文
発行者　杉本淳一

発行所　株式会社 日本実業出版社　東京都新宿区市谷本村町3－29 〒162-0845
大阪市北区西天満６－８－１ 〒530-0047

編集部 ☎03-3268-5651
営業部 ☎03-3268-5161　振　替　00170-1-25349
https://www.njg.co.jp/

印 刷・製 本／図書印刷

この本の内容についてのお問合せは、書面かFAX（03－3268－0832）にてお願い致します。
落丁・乱丁本は、送料小社負担にて、お取り替え致します。

ISBN 978-4-534-05706-8　Printed in JAPAN